Sabine Wacker /
Dr. med. Andreas Wacker

Basenfasten –
das Gesundheitserlebnis

Genussvoll entsäuern, entschlacken und
abnehmen mit der Wacker-Methode®

W0178159

Mosaik bei
GOLDMANN

Alle Ratschläge in diesem Buch wurden von den Autoren und vom Verlag sorgfältig erwogen und geprüft. Eine Garantie kann dennoch nicht übernommen werden. Eine Haftung der Autoren beziehungsweise des Verlags und seiner Beauftragten für Personen-, Sach- und Vermögensschäden ist daher ausgeschlossen.

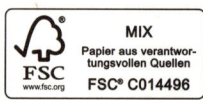

MIX
Papier aus verantwortungsvollen Quellen
FSC® C014496
www.fsc.org

Verlagsgruppe Random House FSC-DEU-0100
Das für dieses Buch verwendete FSC®-zertifizierte Papier
Classic 95 liefert Stora Enso, Finnland.

2. Auflage
Vollständige Taschenbuchausgabe November 2009
Wilhelm Goldmann Verlag, München,
in der Verlagsgruppe Random House GmbH
© 2002, 2007 Karl F. Haug Verlag in
MVS Medizinverlage Stuttgart GmbH & Co. KG., Stuttgart
Umschlaggestaltung: Uno Werbeagentur, München
Umschlagillustration: mauritius images / Jo Kirchherr
Redaktion: Sabine Seifert
Satz: Buch-Werkstatt GmbH, Bad Aibling
Druck und Bindung: GGP Media GmbH; Pößneck
CB · Herstellung: IH
Printed in Germany
ISBN 978-3-442-17130-9

www.mosaik-goldmann.de

Mosaik bei
GOLDMANN

Buch

Übergewicht und Unwohlsein sind häufig Folge einer Übersäuerung des Körpers. Beim Basenfasten konzentrieren Sie sich daher auf eine gute Versorgung mit basischen Lebensmitteln. So können Sie Ihren Körper entlasten, ohne sich hungrig und schlapp zu fühlen. Sie verlieren schnell an Gewicht und stoppen Beschwerden, die Ihnen das Leben unnötig »sauer« machen. Die Wacker-Methode® ist hundertprozentig alltagstauglich und führt zu einem ganzheitlichen Gesundheitserlebnis. Eine leicht verständliche Einführung, die zehn einfachen goldenen Wacker-Regeln und die Einkaufslisten verhelfen Ihnen zu schnellen Erfolgserlebnissen. 80 saisonale Rezepte für Frühstück, frische Salate, feine Suppen und raffinierte Gemüsegerichte, aus denen man ganz nach den eigenen Bedürfnissen und Vorlieben auswählen kann, sorgen für individuellen Genuss.

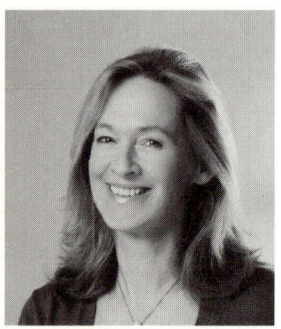

Autoren

Die erfolgreiche Gesundheitsautorin Sabine Wacker interessiert sich von jeher für natürliche Heilmethoden. Als niedergelassene Heilpraktikerin spezialisierte sie sich auf Entgiftungstherapien, Fasten und Ernährungsberatung und entwickelte aufgrund langjähriger Praxiserfahrung gemeinsam mit ihrem Mann das Basenfasten.

Dr. med. Andreas Wacker ist Arzt mit Schwerpunkt Homöopathie. Seit 1994 betreibt er zusammen mit seiner Frau eine Praxis in Mannheim.

Weitere Informationen zum Original-Basenfasten unter www.basenfasten.de.

INHALT

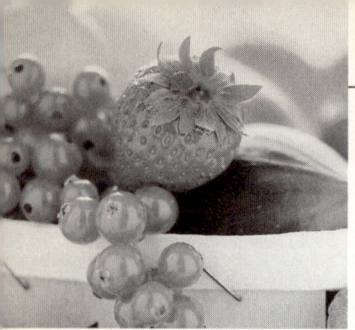
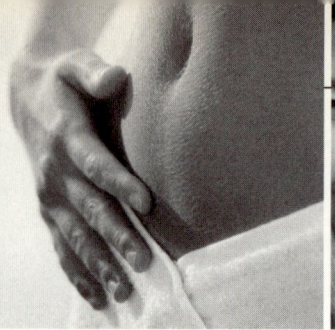
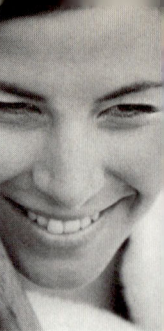

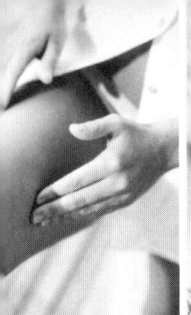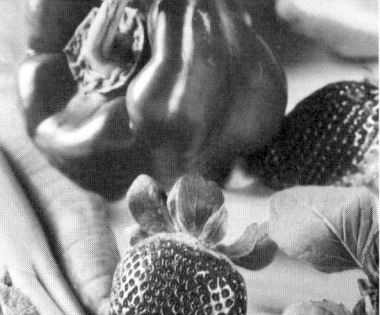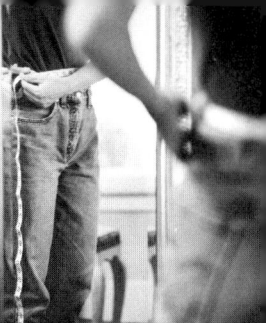

LIEBE LESER,

einerseits steigen die Kosten des Gesundheitswesens der Industrienationen ins Unermessliche, andererseits beklagen viele Menschen die zunehmende Technisierung und Enthumanisierung der Medizin. Die Menschen in unserem Land sind stolz darauf, weitgehend selbst verantwortlich, unabhängig und selbstbewusst zu handeln; sie sollten daher auch bereit sein, sich aus den Zwängen des gegenwärtigen, überlasteten Gesundheitssystems zu lösen.

Der zeitweilige Verzicht auf Nahrung, das Fasten, ist ein Weg hierzu. Vor allem bei der Bewältigung der vorwiegend chronischen Krankheitsbilder, die in unserem Land über zwei Drittel aller Krankheiten ausmachen, ist die moderne Medizin häufig machtlos. Von keiner Seite wird heute ein kausaler Zusammenhang dieser Krankheitsbilder mit dem Lebensstil bestritten, so dass völlig richtig von gesundheitspolitischer Seite mehr Eigenverantwortlichkeit und Gesundheitsmündigkeit gefordert wird.

Naturheilkundlich orientierte Ärzte vertreten schon seit Jahrtausenden die Auffassung, dass Verdauungsvorgänge und Darmgeschehen eine wesentliche Rolle bei der Entstehung von chronischen und degenerativen Erkrankungen spielen. Um die Selbstregulation eines belasteten oder erkrankten Organismus wiederherzustellen, ist das Prinzip des zeitweiligen Nahrungsverzichtes oder der Nahrungsbeschränkung eine der ältesten naturheilkundlichen Methoden.

Welche Form des Fastens der Einzelne für sich bevorzugen mag – Entschlackung und Entsäuerung sind heute notwendig. Fasten steht niemals allein für sich – es beinhaltet zahlreiche Elemente aktiver Gesundheitsbildung. Sabine Wacker hat mit ihrer Methode des Basenfastens eine ideale, milde Fastenform ohne Heilkrisen entwickelt, die es auch berufstätigen und kranken, geschwächten Menschen ermöglicht, von den positiven Wirkungen dieses Heilverfahrens zu profitieren. Gerade für chronisch Kranke ist mit dem Basenfasten ein Einstieg in ein langfristiges Ernährungskonzept möglich, um nicht nur kurzfristig eine Symptomenerleichterung zu bewirken. Es ist zu wünschen, dass über das Basenfasten viele Menschen zu einem gesundheitsbewussteren und achtsameren Umgang mit sich selbst finden.

Dr. med. *György Irmey*

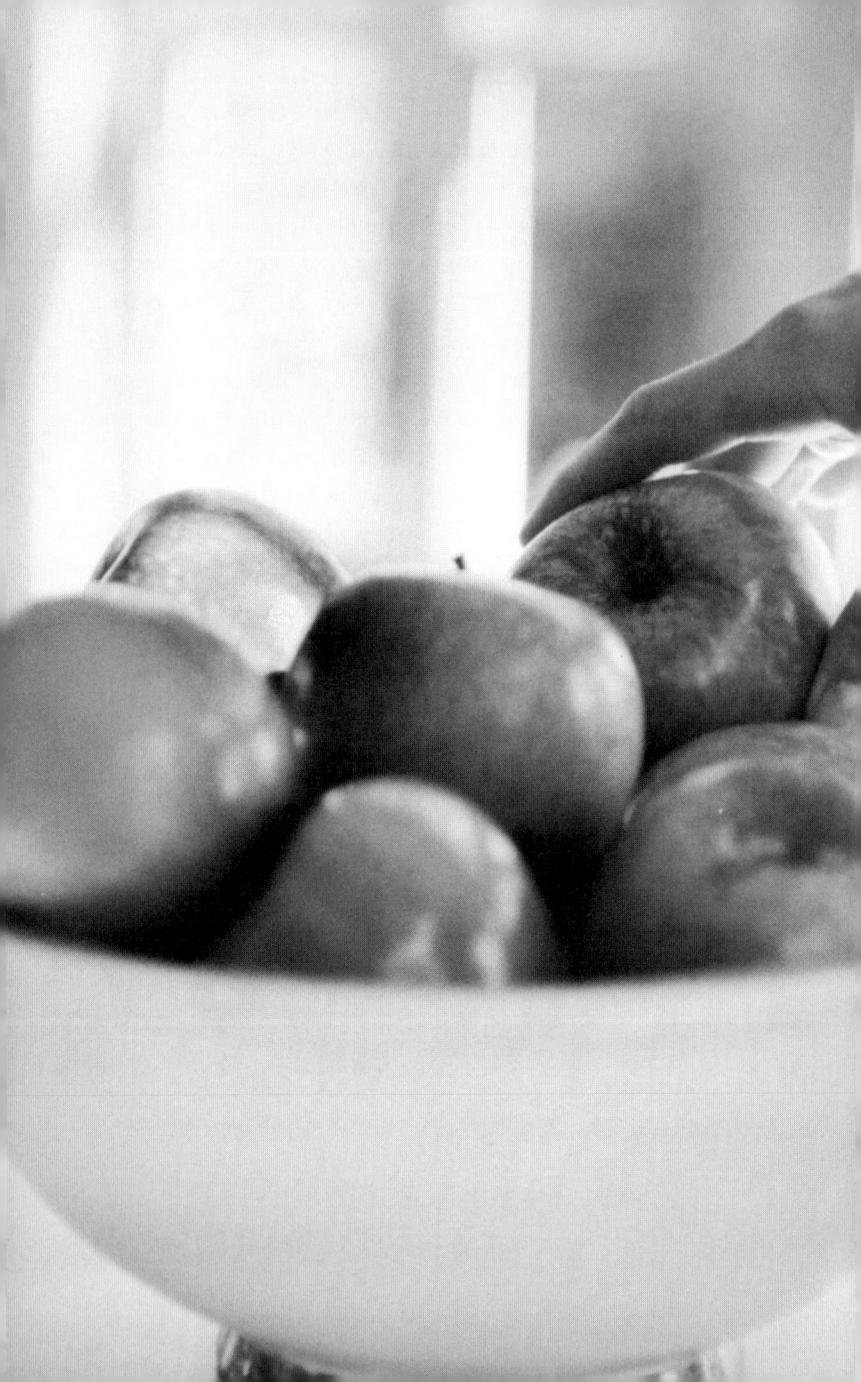

Basenfasten – was ist das?

Fasten – der freiwillige Verzicht auf Nahrungsaufnahme für einen begrenzten Zeitraum – gehört zu den ältesten Naturheilverfahren der Menschheit. Beim Basenfasten darf man zwar essen, jedoch wird dabei vollständig auf säurebildende Nahrungsmittel verzichtet, denn diese schaden der Gesundheit. Basenfasten ist also eine milde Form des Fastens und damit ausgesprochen alltagstauglich.

FASTEN ZUR INNEREN REINIGUNG

In allen großen Kulturen finden wir Hinweise auf das Fasten, meist in Kombination mit Darmreinigung.

Fasten hat eine lange Tradition. Bereits der Pharao als politisches und religiöses Oberhaupt im alten Ägypten fastete immer vor wichtigen Entscheidungen, um einen klaren Kopf zu haben. Auch Jesus fastete 40 Tage in der Wüste. Aus nachchristlicher Zeit gibt es aber auch Hinweise auf das sogenannte Sühnefasten, um Buße zu tun. Der große Naturarzt Paracelsus (Theophrast Bombast von Hohenheim, 1493–1541) sah im Fasten den Weg, um seinem »inneren Arzt«, den Archaeus paracelsi, wieder Raum zum Tätigwerden zu geben. Fasten war für ihn eine wichtige Voraussetzung, um wieder gesund zu werden. Dieser Archaeus paracelsi ist nichts anderes, als das, was 250 Jahre später Samuel Hahnemann, der Begründer der Homöopathie, die Selbstheilkräfte nannte. Heute sprechen wir von den Regulationskräften und meinen damit unsere Selbstheilungskräfte.

Wie immer wir es auch nennen, an der Bedeutung des Fastens für unsere Gesundheit hat sich seit Paracelsus' Zeiten nichts geändert. Fasten bedeutet Entlastung des Stoffwechsels und des gesamten Organismus. Besonders der Verdauungstrakt wird während einer Fastenkur entlastet. Ein entlasteter Organismus ist neuen Herausforderungen, seien sie körperlicher oder seelischer Natur, besser gewachsen. Eine Fastenkur bildet zudem die optimale Grundlage für den Erfolg jeder Therapie. Dennoch rückte die Bedeutung solcher Therapien angesichts der modernen Apparatemedizin immer mehr in den Hintergrund. Sicher haben viele Therapeuten und Patienten gehofft, dass es bequemere Wege gibt, um gesund zu bleiben. In Zeiten zunehmender Nebenwirkungen moderner Medizin und Medikamente und der Kostenexplosion im Gesundheitswesen kann man jedenfalls davon ausgehen, dass Fasten die kostengünstigste Therapiemethode ist, die wir kennen.

Im 20. Jahrhundert haben viele Therapeuten – Dr. Norman Walker, Prof. Ehret, F. X. Mayr und vor allem Dr. med. Otto Buchinger – dazu beigetragen, Heilfasten wieder gesellschaftsfähig zu machen. Die Bedeutung solcher Entlastungskuren in einer Zeit, in der chronische Krankheiten in dramatischer Weise zunehmen, kann nicht genug betont werden.

Aber nicht nur der völlige Verzicht auf Nahrung, bereits der Verzicht auf säurebildende Nahrungsmittel führt zu Entsäuerung, Entgiftung und Gewichtsverlust. Es hat sich gezeigt, dass es genügt, für eine begrenzte Zeit alle sauer wirkenden Nahrungsmittel aus dem Speiseplan zu entfernen, um einen deutlichen Entschlackungseffekt zu erzielen.

Basenfasten kann daher auch als Entlastungskost oder Heilkost bezeichnet werden.

Wenn Sie nur Säfte oder Gemüsebrühe zu sich nehmen, wird der Stoffwechsel heruntergefahren. Beim Basenfasten essen Sie eigentlich ganz normal – Sie verzichten lediglich auf alle säurebildenden Nahrungsmittel. Dadurch geht die Stoffwechselarbeit unverändert weiter, nur die Belastungsfaktoren fallen weg. Der Effekt: Eine Entgiftung findet genauso statt wie beim traditionellen Fasten, und ohne Mühe und mit einem schönen Sättigungsgefühl können Sie bis zu 4 kg Gewicht in einer Woche verlieren.

Das kommt natürlich all den Fastenwilligen entgegen, die zu heftigen Heilkrisen neigen. Basenfasten wird viel besser vertragen und lässt sich leicht in jeden noch so stressigen Alltag einbauen.

Grundsätzlich ist beim Basenfasten alles erlaubt, was der Körper basisch verstoffwechselt. Dies sind im Wesentlichen Obst, Gemüse, Kräuter und Pflanzenöle.

Natürlich kommt es auch auf die Zusammensetzung und die Menge an. Ein Entlastungstag ist beim Basenfasten nicht unbedingt nötig. Auch gibt es kein Fastenbrechen. Fastenbrechen erfolgt üblicherweise mit einem Apfel und der darf ja während der gesamten Fastenzeit gegessen werden. Den Aufbautagen und der Ernährung nach dem Fasten – einer Ernährung im Säure-Basen-Gleichgewicht – wird dafür eine größere Bedeutung beigemessen.

BASENFASTEN – DIE MILDE FASTENFORM

Beim Basenfasten wird der Organismus wesentlich weniger strapaziert als beim traditionellen Heilfasten.

Die Ziele und Erfolge des Basenfastens sind vergleichbar mit denen des Heilfastens. Eine Entschlackung und Entsäuerung des Organismus und Besserung oder gar Heilung von chronischen Erkrankungen ist meist die Motivation von Fastenwilligen. Viele Menschen haben mit Fasten auch sehr gute Erfolge erzielt. Damit diese Erfolge von Dauer sind, ist meist eine langfristige Umstellung der Ernährungs- und Lebensweise erforderlich. Eines der Hauptziele des Basenfastens ist deshalb nicht primär der Effekt dieser einen Woche, sondern der Einstieg in eine neue Denk-, Lebens- und Ernährungsweise.

Dadurch, dass gegessen werden darf, entstehen diese Hungergefühle nicht, die beim Heilfasten in den ersten Tagen aufkommen können. Wer zum ersten Mal Basenfasten macht, ist oft überrascht, wie angenehm gesättigt man von reiner Basenkost sein kann, wie lecker eine Suppe ganz ohne Rahm schmecken kann und wie wohl man sich dabei fühlt. Ein Teilnehmer meines letzten Kurses brachte es auf den Punkt: »Ich habe mich gefragt, was ich in dieser Woche vermisst habe; ich habe nichts gefunden …«

Gut zu wissen

Wie Basenfasten entstanden ist

Das traditionelle Heilfasten, wie wir es kennen, ist eine Form des Fastens, bei der auf Nahrungsmittel gänzlich verzichtet wird. Während dieser Kur ist es wichtig, sich Ruhe und eventuell eine berufliche Auszeit zu gönnen, da es, je nach Gesundheitszustand des Fastenden, zu leichten oder schweren Heilkrisen kommen kann. Diese Ruhezeit ist auch wichtig, um während der Fastenzeit ganz abschalten zu können.

Basenfasten als Einstieg in ein gesünderes Leben

Seit Jahren begleite ich zusammen mit meinem Mann, der als homöopathischer Arzt tätig ist, Fastende nach der Buchinger-Methode in kleinen Gruppen an verschiedenen Volkshochschulen. Ich schätze diese Form des Heilfastens sehr, ebenso die Pionierarbeit, die Herr Buchinger senior in den vergangenen Jahrzehnten geleistet hat. Auch ihm war es ein Anliegen, dass eine Woche Heilfasten ein Einstieg in eine neue, gesündere Lebensweise bedeuten kann. Er hat als überzeugter Fastenarzt, dem auch der religiöse Hintergrund des Fastens sehr wichtig war, sicher nie beabsichtigt, dass Fasten lediglich als

> Der Nutzen von ein oder zwei Fastenwochen im Jahr ist sehr fragwürdig, wenn man sich in den verbleibenden 50 Wochen ungesund ernährt.

ein einwöchiger Ausstieg aus unserem »normalen« Leben gesehen wird, sozusagen als eine Art Befreiung vom schlechten Gewissen. Welchen Gewinn haben ein oder zwei Fastenwochen, wenn der Körper die übrigen 50 Wochen des Jahres mit Ungesundem vollgestopft wird? Genau genommen ist dies für den Körper Stress.

Leider erlebe ich dies in der Praxis allzu oft. Wenn wir uns zum »Ernährungsabend« treffen, dem Abend, an dem vor allem über die Aufbautage und über die Ernährung nach dem Fasten gesprochen werden soll, höre ich die Teilnehmer von »Pfälzer Saumagen« (meine Praxis ist in Mannheim!) und ähnlichen »Köstlichkeiten« schwärmen. Wenn ich dann vorschlage, den Anteil an tierischem Eiweiß, also Fleisch, Wurstwaren und Milchprodukte, in Zukunft erheblich einzuschränken, dann werden Proteste laut. »Was habe ich denn noch vom Leben, wenn ich nur noch Gemüse essen soll?« – »Immer nur Gemüse – wie langweilig!«

Dieses Schwarz-Weiß-Denken ist vor allem bei den notorischen Ungesundessern (den Fleischessern wie auch den Puddingvegetariern) weit verbreitet. Ich habe mich gefragt, woran das liegen mag und bin in meinen Kursen intensiv auf diese Fragen der Teilnehmer eingegangen. Abgesehen davon, dass grundlegende Veränderungen in der Lebensweise vielen Menschen Angst machen (die Angst vor Neuem), habe ich festgestellt, dass es vor allem mangelnde Phantasie ist, die Menschen davon abhält, sich kreativ mit den genussreichen Abenteuern der

Gemüseküche auseinanderzusetzen. Warum muss ein Carpaccio immer ein Carpaccio aus Fleisch oder Fisch sein? Carpaccio bedeutet zunächst hauchdünne Scheiben, und wir wissen, dass hauchdünne Scheiben anders schmecken und vor allem auf dem Teller anders aussehen als dick geschnittene Klötze. Ein Carpaccio von frischen Champignons, mit dem Trüffelhobel hauchdünn geschnitten, ist ein Augen- und Gaumenschmaus bei jedem Brunch. Und: Es ist rein basisch.

Basenfasten ist 100% alltagstauglich

Es gibt noch weitere Gründe, weshalb ich auf Basenfasten gekommen bin. Nicht jeder hat die Zeit und den Mut, sich ein- bis zweimal im Jahr eine Auszeit zum Fasten zu nehmen. Ich habe in meiner Praxis viele Patienten, die in einem stressigen Berufsalltag stehen, aber dennoch gerne fasten möchten, ohne dafür ihren Urlaub opfern zu müssen. Diese Menschen bedürfen einer milderen Fastenform, damit sie auch während der Arbeitszeit etwas für ihre Gesundheit tun können. Auch gibt es viele kranke und geschwächte Menschen, für die eine reine Fastenkur zu belastend wäre, und die dennoch dringend einer Entgiftung und Entsäuerung bedürfen. Sie scheuen sich meist zu fasten, weil sie die Heilkrisen fürchten. Aus diesen Gedanken und Erfahrungen heraus habe ich mir überlegt, was genau den Entlastungseffekt beim Fasten ausmacht. Ich bin zur Überzeugung gelangt, dass es vor allem der Verzicht auf säurebildende Nahrungsmittel ist, der den Körper zur Entschlackung führt. Demzufolge sollte auch der ausschließliche Verzehr rein basischer Kost zur Entsäuerung führen. Und so ist es auch. Es ist, wie ich im Laufe der Jahre festgestellt habe, möglich, durch eine rein basische Kost den Körper zu entsäuern.

Zahlreiche Fastengruppen, in denen sich die Teilnehmer rein basisch ernähren, haben gezeigt, dass damit schon beträchtliche gesundheitliche Erfolge erzielt werden können. Ich habe mich folglich auf die Suche nach rein basischen Rezepten gemacht und festgestellt, dass es zwar viele Säure-Basen-Kochbücher gibt, aber kein Buch mit Rezepten, die rein basisch sind. Und so ist mein erstes Basenfasten-Script für meine Patienten mit eigens von mir erschaffenen Rezepten entstanden. Und viele haben in dieser Basenfastenwoche so viele Ideen und Rezepte erhalten, dass sie motiviert wurden, vieles davon in ihren Alltag zu übernehmen.

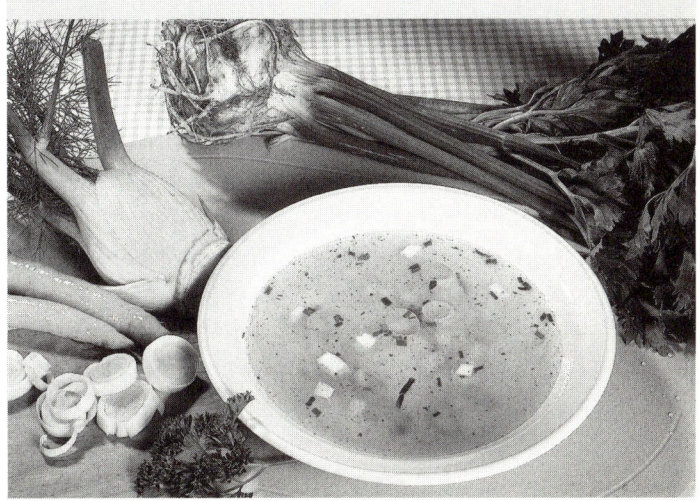

Für wen ist Basenfasten geeignet?

Basenfasten ist prinzipiell für jeden Menschen geeignet. Wie jede Fastenkur kann das Basenfasten als reine Gesundheitsvorsorge durchgeführt werden, und zwar von jedem Erwachsenen. Der Vorteil dieser Methode ist jedoch, dass auch chronisch kranke, schwache Menschen durch Basenfasten eine Entlastung und Entgiftung ihres Körpers erreichen können. Sie erhalten während der Basenfastenwoche genügend Nährstoffe und Kalorien, so dass der kranke Stoffwechsel nicht unnötig strapaziert wird.

Basenfasten kann individuell an die Bedürfnisse des Fastenden angepasst werden.

Wer gerne abnehmen möchte, sollte die Essmengen beim Basenfasten so niedrig wie möglich halten. Schlanke Menschen, die Basenfasten nur zur Entsäuerung einsetzen wollen, erhöhen einfach die Essmengen und nehmen öfter kohlenhydrathaltige Gemüse und Obstsorten wie Kartoffeln, Bananen, Trockenfrüchte und Mandeln zu sich.

Allergiker müssen vor der Fastenwoche genau abklären lassen, gegen welche Nahrungsmittel sie allergisch reagieren. Erschreckend viele Menschen sind gegen Getreide und Milchprodukte allergisch und wissen nichts davon. Meist leiden sie deshalb unter einem sogenannten Reizdarmsyndrom und/oder Blähungen. Da Basenfasten völlig frei von Getreide und tierischem Eiweiß ist, findet für viele dieser versteckten Allergiker schon allein deshalb eine unglaubliche Entlastung statt. Es gibt aber auch Allergi-

en gegen manche Obst- und Gemüsesorten, die man dann natürlich beim
Basenfasten vermeiden sollte.

Bei Kindern empfehle ich Basenfasten nur, wenn sie übergewichtig
sind. So habe ich zum Beispiel einem
12-jährigen Jungen, der wegen Auf-
merksamkeitsdefizitsyndrom (ADS)
in meine Praxis kam und »nebenbei«
30 kg Übergewicht hatte, eine Ba-
senfastenkur verordnet. Da auch die
Mutter sehr stark übergewichtig war,
sollte sie die Kur ebenfalls durchführen. Nach zwei Wochen konnten beide stolz berichten, dass jeder 6 kg weniger Gewicht auf die Waage brachte.

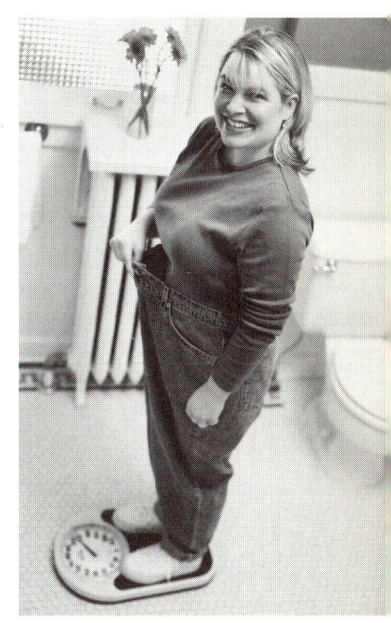

Woher weiß ich, dass ich eine Fastenkur brauche?

Diese Frage ist eigentlich einfach zu beantworten: Woher wissen
Sie, dass ein Hausputz nötig ist? Wenn es chaotisch wird, wenn
Sie sich nicht mehr wohl fühlen oder einfach, weil es mal wieder an der Zeit ist (»Frühjahrsputz«). Genauso verhält es sich bei
unserem Organismus. Auch wir brauchen von Zeit zu Zeit einen »Hausputz«. »Warum?«, mögen Sie fragen. Macht der Körper das nicht von ganz alleine? Das macht er schon, allerdings
nicht in diesem Maß, wie wir es ihm oft abverlangen. Die heutigen

Lebens- und Essgewohnheiten machen eine regelmäßige Entschlackung nötiger denn je.

Wir werden überschüttet mit Nachrichten, Informationen zu allem und jedem, mit Post, mit Detailwissen, das wir vielleicht gar nicht brauchen. Und wir müssen ständig in der Lage sein, die für uns wichtigen Informationen herauszufinden. Das geht zulasten unserer Lebensqualität, erzeugt Stress und macht sauer. Dann kommt der Punkt, an dem »alles zu viel« wird. Viele Patienten kommen zu mir und erzählen mir, dass sie das Bedürfnis haben, sich zu entschlacken und sich zu reinigen, dass sie Ballast abwerfen müssen. Wenn Sie dieses Bedürfnis nicht kennen, dann können Sie sich auch einfach an Ihrem Gesundheitszustand orientieren. Sind sie rundherum gesund und fit oder leiden Sie an Allergien, an Verdauungsbeschwerden, an Gastritis, an Depressionen, an prämenstruellem Syndrom, an Rheuma, an Migräne oder an Akne? Welche Krankheit es auch sein mag, eine chronische Erkrankung geht immer mit einer Übersäuerung des Körpers einher.

Chronische Krankheiten gehen stets mit einer Übersäuerung des Körpers einher.

Wenn Sie gesund sind, freuen Sie sich. Sie können durch eine Entsäuerungskur wie Basenfasten etwas tun, um gesund und vital zu bleiben. Warten Sie nicht, bis Sie krank werden – pflegen Sie Ihren Körper jetzt.

Bevor Sie mit Basenfasten beginnen, schlage ich Ihnen vor, erst einmal eine Bestandsaufnahme zu machen. Ermitteln Sie den Ist-

Zustand Ihrer Ernährungsweise. Versuchen Sie, die Fragen im folgenden Test ehrlich und gewissenhaft zu beantworten. Mogeln Sie bitte nicht, denn Sie allein sind Ihrem Körper gegenüber verantwortlich. In der Auswertung können Sie selbst sehen, wie sehr oder wie wenig Sie Ihren Körper mit säureüberschüssiger Kost stressen.

Testen Sie selbst

Wie gesund ernähre ich mich?

Und so funktioniert der Test: Geben Sie zunächst mit Hilfe der Skala rechts an, wie oft Sie die folgenden Nahrungsmittel essen. Überlegen Sie in aller Ruhe, und setzen Sie die entsprechende Ziffer hinter das Nahrungsmittel. Zum Beispiel: Wenn Sie meist abends ein oder zwei Brote mit Käse essen, dann schreiben Sie hinter Brot und hinter Käse jeweils eine 2.

1 = mehrmals täglich

2 = einmal täglich

3 = jeden zweiten Tag

4 = zweimal pro Woche

5 = einmal pro Woche

6 = alle 10 Tage

7 = alle zwei Wochen

8 = höchstens einmal im Monat

9 = seltener als einmal im Monat

10 = nie

Geflügel ☐

Fleisch vom Schwein, Kalb, Rind, Wild, Lamm, Ziege ☐

Wurst, Schinken, Pasteten ☐

Fisch ☐

Käse ☐

Milch ☐

Andere Milchprodukte ☐

Eier ☐

Nudeln ☐

Reis ☐

Brot, Brötchen ☐

Kuchen und Gebäck ☐

Zucker, Süßigkeiten	☐	Limonaden, Cola	☐
Schokolade	☐	Alkohol	☐
Nüsse, außer Mandeln	☐	Früchtetees	☐
Marmelade	☐	Kaffee	☐
Mineralwasser (mit Kohlensäure)	☐		

Auswertung

Zählen Sie nun Ihre Punkte zusammen:

170–210 Punkte: Bravo, wenn Sie nicht geschummelt haben, frage ich mich, für wen Sie mein Buch lesen!

110–169 Punkte: Na ja, so optimal ist das nicht. Sie essen noch zu viel säurebildende Nahrungsmittel. Je mehr Sie zu 110 Punkten tendieren, umso umstellungsbedürftiger ist Ihre Ernährungsweise. Wenn Sie gerade so 110 Punkte geschafft haben, sollten Sie sich Ihre Ernährungsweise noch einmal in Ruhe überdenken.

22–109 Punkte: Sie sollten dringend Ihre Ernährung umstellen, wenn Sie nicht krank werden wollen. Sie nehmen praktisch nur Säurebildner zu sich, was den Organismus auf Dauer nicht unbeschadet lässt.

WARUM IST BASISCHE ERNÄHRUNG SO WICHTIG?

Säureüberschüssige Ernährung, Stress und wenig Bewegung führen dazu, dass im Körper immer mehr Säuren angehäuft werden.

Eigentlich geht es uns doch gut. Wir Westeuropäer leben in einer Wohlstandsgesellschaft, und unsere Lebensqualität nimmt täglich zu. Wir führen keinen echten Existenzkampf mehr und genießen den Komfort einer modernen Zivilisationsgesellschaft. Leider haben wir bei allem Komfort auch die Schattenseiten mitgebucht. Denn die Qualität unserer Lebensmittel, unserer Lebensweise und auch unserer sozialen Kontakte nimmt in rasantem Maße ab. Das ist eine traurige Tatsache, deren Folgen sich unter anderem in einer stetigen Zunahme chronischer Erkrankungen niederschlägt. Gehen Sie nur einmal offenen Auges durch ein »Lebensmittelgeschäft« und sehen Sie sich den Inhalt der Regale an: Konserven, Fertiggerichte, riesige Fleisch-, Wurst- und Käsetheken, Milchprodukte mit Zucker und Aromastoffen, Limonaden, gesüßte Fruchtsäfte, Alkohol, Kaffee, Süßigkeiten, Tiefkühlpizzas und vieles mehr. Ernährungstechnisch gesehen sind dies alles Säurebildner. Diese erzeugen im Organismus bei ihrer Verdauung chemische Verbindungen, die sauer reagieren. Für unsere Gesundheit ist es aber von großer Bedeutung, dass wir auch in optimaler Menge Basenbildner zuführen. Denn:

Säuren kann der Körper selbst erzeugen, bei den Basen ist er jedoch auf die Zufuhr über die Nahrung angewiesen.

Basenbildner sind wichtig für die Gesundheit

Fast alle Pflanzen und pflanzlichen Produkte mit wenigen Ausnahmen reagieren im Körper basisch. Auch hochwertige, also kaltgepresste Pflanzenöle reagieren basisch. Tierische Produkte, vor allem Fleisch, Wurstwaren, Fisch und Milchprodukte, aber auch Süßigkeiten, Weißmehlprodukte, Limonaden und Alkohol werden im Körper sauer verstoffwechselt, wie die nebenstehende Abbildung zeigt. Es hat sich herausgestellt, dass Säurebildner und Basenbildner dem Körper in idealer Weise im Verhältnis 80:20 zugeführt werden sollten:

80% der Nahrungsmittel sollten basisch, lediglich 20% sollten sauer reagieren.

Betrachten wir nun unter diesem Aspekt die Gemüse- und Obstecken, die in vielen Lebensmittelgeschäften ein klägliches und verwelktes Dasein führen, dann wird schnell klar, wo das Problem liegt. Wer will sich schon überwiegend von einem blassen, welken Feldsalat ernähren, der in dem fahlen Neonlicht, das ihn beleuchtet, noch blasser erscheint? (Davon abgesehen, dass der Nährwert solcher überdüngter Produkte zu wünschen übrig lässt.) Und natürlich muss es schnell gehen – also greifen wir zu Fertigprodukten, und das Ergebnis sieht dann meist so aus:

Die moderne Zivilisationskost enthält zu 80% Säurebildner.

Wenn wir uns dann lange genug so ernähren, werden wir irgendwann sauer. Mit anderen Worten: Wenn Sie sich heutzutage »normal« ernähren, sind sie automatisch übersäuert. Wenn Sie jedoch nicht übersäuert sein wollen, müssen Sie aktiv etwas dafür tun.

Basenüberschüssige Ernährung schützt vor Krankheiten

Im Oktober 2001 fand am Deutschen Krebsforschungszentrum in Heidelberg ein Seminar »Homöopathische Behandlung von Brustkrebs« statt. Im Rahmen dieses Seminars wurde deutlich,

---

info **Faktoren für die Gesundheit**

Zahlreiche Studien in den vergangenen 20 Jahren belegen, dass es im Wesentlichen sechs Faktoren gibt, die Krebs, chronische Erkrankungen und Herz-Kreislauf-Erkrankungen erfolgreich verhindern können. Diese Faktoren sind:

• eine obst- und gemüseüberschüssige Kost
• Fettreduzierung in der Nahrung
• regelmäßige körperliche Bewegung
• Verzicht auf Rauchen
• minimaler Alkoholkonsum
• Erhaltung des Idealgewichtes

Drei dieser sechs Faktoren sind durch Ernährung beeinflussbar.
Fazit: Vegetarier und Nichtraucher leben am längsten.

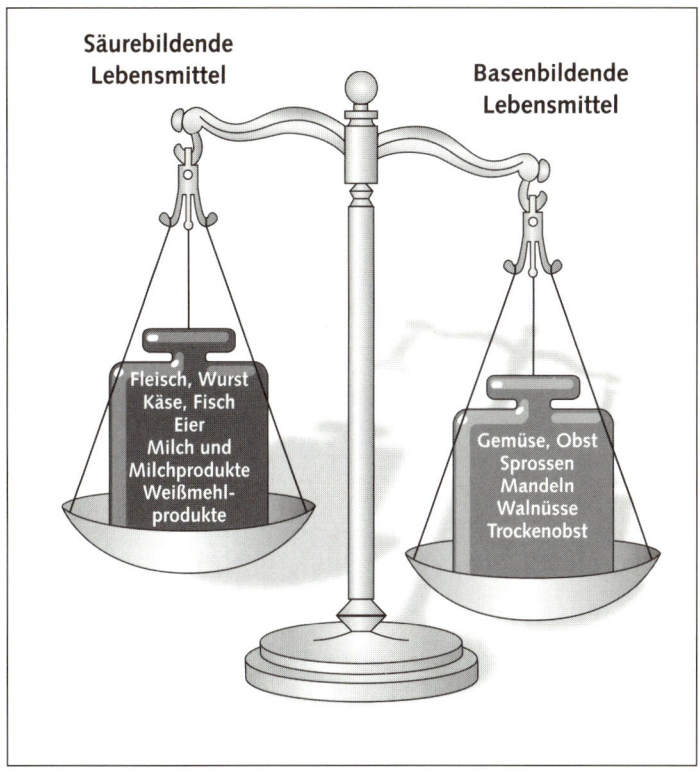

Im Idealfall beträgt das Verhältnis Basen- zu Säurebildner 80:20; bei unserer »modernen« Zivilisationskost ist es meist umgekehrt – und das macht auf Dauer krank.

wie sehr eine basenüberschüssige Ernährung in Kombination mit regelmäßiger körperlicher Aktivität vor Brustkrebs schützt. Die offizielle Empfehlung lautet daher: 5–9 faustgroße Portionen Obst und Gemüse pro Tag schützen vor Brustkrebs. Dies entspricht

Gut zu wissen

Gesundheitscheck: Wie übersäuert bin ich?

Beantworten Sie die folgenden Fragen:

- Bin ich frei von chronischen Krankheiten? (Ich leide nicht unter Migräne, Allergien, Rheuma, Asthma oder an einer anderen chronischen Erkrankung.)
- Habe ich glänzendes schwungvolles Haar?
- Sind meine Nägel glatt, glänzend, fest?
- Fühle ich mich nach ausreichendem Schlaf erfrischt?
- Riechen meine Körperausdünstungen neutral?
- Steht meine Schweißbildung in einem angemessenen Verhältnis zu meinen körperlichen Aktivitäten?
- Fühle ich mich im Großen und Ganzen gesund und vital?

Wenn Sie sich diese Fragen alle mit ja beantwortet haben, dann können Sie davon ausgehen, dass sich Ihr Organismus im Säure-Basen-Gleichgewicht befindet. Wenn Sie an einer chronischen Erkrankung leiden, beispielsweise an einer Pollenallergie, dann ist Ihr Organismus übersäuert.

dem »5-a-day-for-a-better-health-Programm«, das in den USA seit Mitte der 80er-Jahre propagiert wird, und der im Jahr 2000 in Deutschland ins Leben gerufenen Kampagne: »5 am Tag – die Gesundheitskampagne mit Biss!« Dies ist natürlich Wasser auf die Mühlen all derer, die schon seit Jahrzehnten das Credo auf eine gemüsereiche Kost singen. Allen voran ist hier Ragnar Berg zu nennen, ein Pionier in der Säure-Basen-Forschung. Er wird immer wieder gerne zitiert, so auch von Eduard A. Brecht in seinem Buch: »Deine Ernährung ist dein Schicksal.«

Demzufolge soll Ragnar Berg den Satz geprägt haben:

»Iss fünf- bis siebenmal so viel Kartoffeln, Gemüse, Salate und Obst wie alle anderen Lebensmittel zusammen. (Ragnar Berg)

Eine alte Weisheit also, wenn man bedenkt, dass Ragnar Berg von 1873–1956 gelebt hat. Auch Eduard Brecht geht in seinen Büchern auf den Säure-Basen-Haushalt ein und fordert vor allem

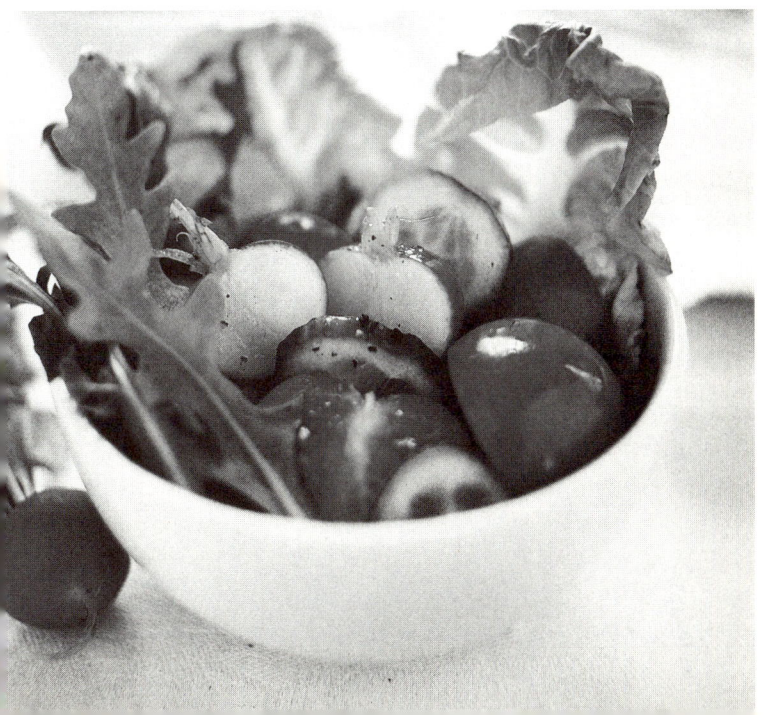

naturbelassene Nahrungsmittel. Sein Buch: »Brecht's Kochrezepte« wird heute noch viel gelesen und bildet die Grundlage vieler Gewürze, die im Reformhaus erhältlich sind.

Es gibt aber noch einen weiteren Grund, sich überwiegend mit pflanzlicher Kost zu ernähren. Neben Vitaminen, Spurenelementen und Mineralien werden dem Organismus auch sogenannte bioaktive Pflanzenstoffe zugeführt, die in hohem Maße gesundheitsfördernd wirken. Solche Stoffe sind unter anderem: Pflanzenfarbstoffe und Phytoöstrogene, die inzwischen auch zur Arzneimittelherstellung verwendet werden. Das Wissen um die Bedeutung dieser bisher kaum beachteten Pflanzeninhaltsstoffe steht sicher erst am Anfang.

So können Sie Ihre Übersäuerung messen

Es gibt aber auch verschiedene Messmethoden, um den Grad der Übersäuerung festzustellen. Bekannt ist vielen Menschen die pH-Wert-Bestimmung des Morgenurins. Dabei wird ein Indikatorpapier, erhältlich in jeder Apotheke, für wenige Sekunden in den frischen Morgenurin gehalten. Nach wenigen Sekunden zeigt sich eine Farbveränderung des Papiers, die für den jeweiligen pH-Wert charakteristisch ist. Meist zeigt das Papier bei basischem Urin eine grüne bis blaue Färbung und bei saurem Urin eine hellgrüne bis braunrote Färbung.

Die pH-Wert-Messung des Morgenurins mit einem Teststreifen macht allein noch keine Aussage über Ihren Säure-Basen-Haushalt. Denn wenn Sie nur einmal den Morgenurin messen,

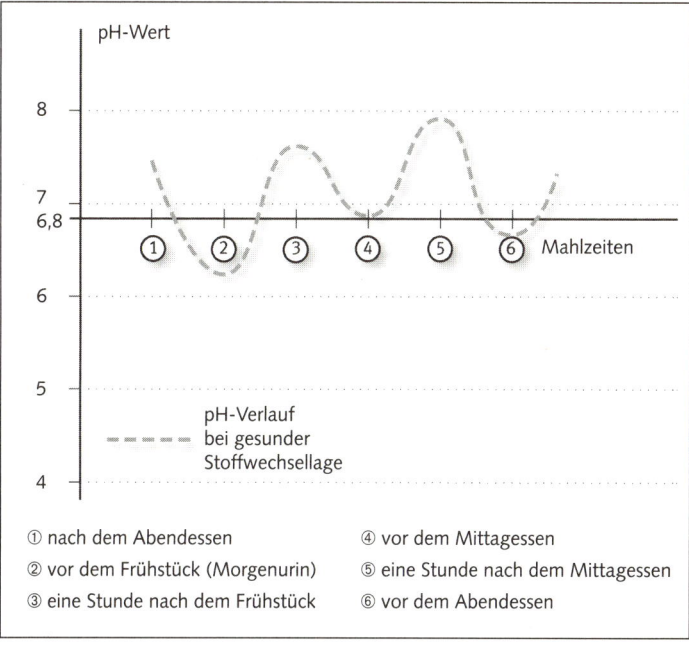

Urin-pH-Wert im Tagesverlauf bei gesunder Stoffwechsellage.

dann können Sie daran nur ersehen, ob zum Zeitpunkt der Messung gerade Säuren ausgeschieden werden. Es handelt sich dabei also lediglich um eine »Momentaufnahme«. Und warum? Wenn Sie am Abend vor der Messung viel Säurebildner zu sich genommen haben, etwa ein Menü mit Fleisch, Käse, Nudeln und Alkohol, dann wird sich das Indikatorpapier am nächsten Morgen braunrot färben – der Urin reagiert sauer. Und das ist gut so, denn die zu viel vorhandenen Säuren müssen wieder ausgeschieden werden.

Wenn Sie Ihren Säure-Basen-Haushalt beurteilen wollen, dann sollten Sie an wenigstens drei aufeinanderfolgenden Tagen sogenannte Urin-pH-Wert-Tagesprofile erstellen.

Dabei werden pro Tag 5–6 Messungen des Urins mit den Teststreifen durchgeführt und so das Verhalten des Urin-pH-Wertes im Tagesverlauf beobachtet.

Wir Menschen sind rhythmische Wesen und unsere Stoffwechselprozesse unterliegen rhythmischen Schwankungen – auch der Säure-Basen-Haushalt. Auch der Urin-pH-Wert ist kein starrer Wert, er unterliegt tageszeitlichen Schwankungen und ergibt bei einem gesunden Menschen eine rhythmische Kurve, die drei Säure- und drei Basenfluten erkennen lässt – siehe Abbildung Seite 33.

Diese rhythmische Kurve ist unter anderem von der Nahrungsaufnahme abhängig. Nach jeder Nahrungsaufnahme

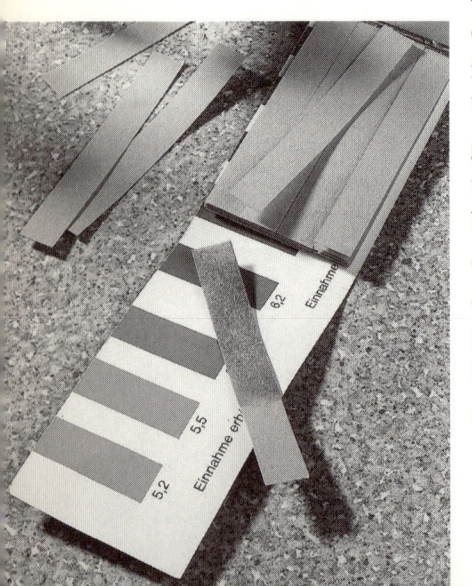

kommt es während der Verdauungszeit zu den Basenfluten, die den pH-Wert des Urins für 1–3 Stunden ansteigen lassen. Wenn die Verdauung abgeschlossen ist, sinkt beim gesunden Menschen der pH-Wert wieder. Vor der nächsten Nahrungsaufnahme ist der pH-Wert des Urins meist wieder leicht sauer. Wenn wir von drei Mahl-

Weitere Messmethoden für den pH-Wert

- pH-Wert-Bestimmung und Pufferkapazitätsbestimmung nach Sander
- Blut-pH-Bestimmung und Blutpufferkapazitätsbestimmung nach Jörgensen
- Biologische Terrain-Analyse nach Prof. Vincent.

zeiten am Tage ausgehen, sollte ein gesunder Mensch drei Basenfluten am Tag haben.

Ob diese gesunden Schwankungen vorhanden sind, können Sie selbst an sich feststellen, indem Sie Ihr eigenes Tagesprofil erstellen. Kaufen Sie sich hierfür in der Apotheke Teststreifen für den Urin-pH-Wert. Sie sind von verschiedenen Firmen als Abreißblöckchen oder als Rolle in einer Dose erhältlich.

Messen Sie an drei aufeinanderfolgenden Tagen den pH-Wert Ihres Urins zu den angegebenen Zeiten, und tragen Sie die Werte mit Bleistift in die folgenden Vordrucke ein. Es ist wichtig, dass Sie genau notieren, was Sie gegessen haben und welche äußeren Umstände (Freude, Stress) auf Sie gewirkt haben. Verbinden Sie die Messpunkte, und vergleichen Sie Ihre Kurve mit der bei gesunder Stoffwechsellage (gestrichelte Linie).

Wenn Ihre Kurve nicht den Normwerten entspricht, ist es ratsam, einen Therapeuten aufzusuchen und mit ihm die Auswertung zu besprechen.

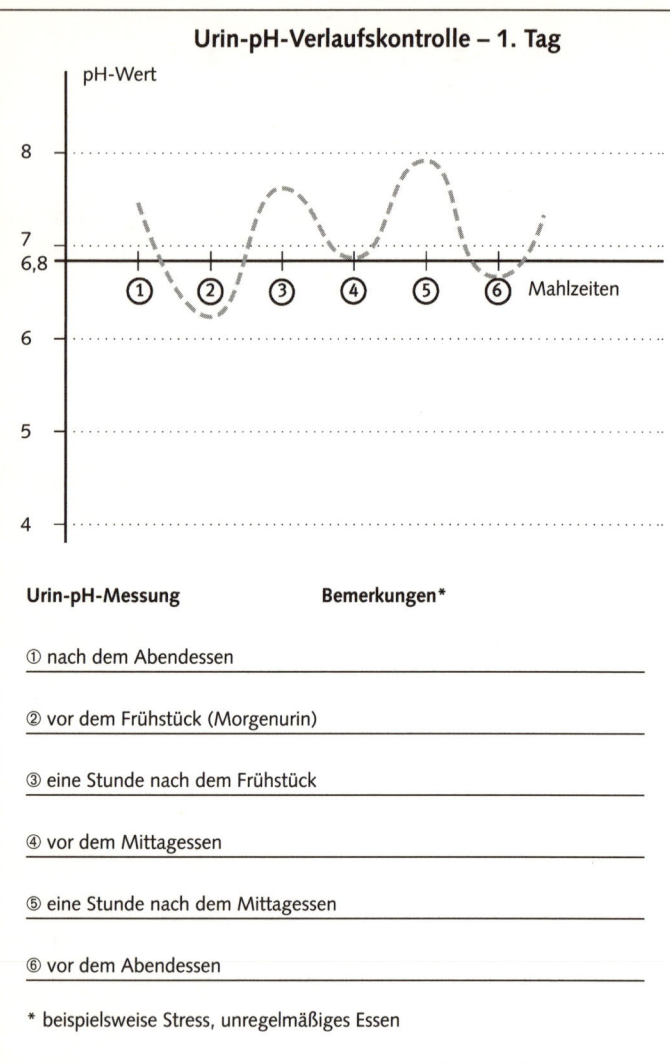

Urin-pH-Verlaufskontrolle – 1. Tag

Urin-pH-Messung **Bemerkungen***

① nach dem Abendessen

② vor dem Frühstück (Morgenurin)

③ eine Stunde nach dem Frühstück

④ vor dem Mittagessen

⑤ eine Stunde nach dem Mittagessen

⑥ vor dem Abendessen

* beispielsweise Stress, unregelmäßiges Essen

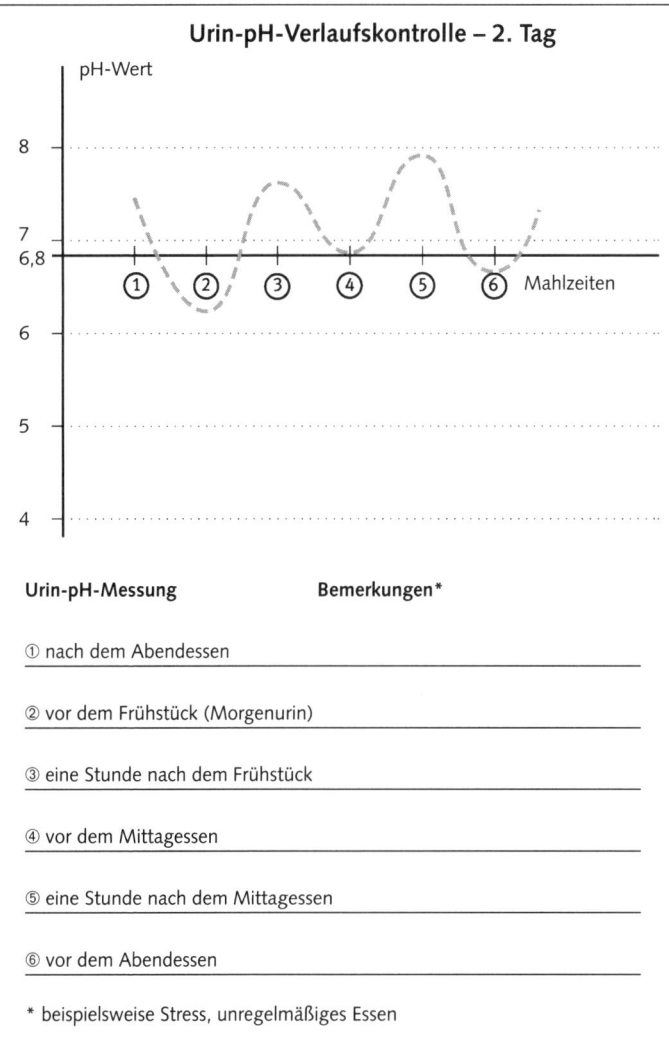

Urin-pH-Verlaufskontrolle – 2. Tag

Urin-pH-Messung   **Bemerkungen***

① nach dem Abendessen

② vor dem Frühstück (Morgenurin)

③ eine Stunde nach dem Frühstück

④ vor dem Mittagessen

⑤ eine Stunde nach dem Mittagessen

⑥ vor dem Abendessen

* beispielsweise Stress, unregelmäßiges Essen

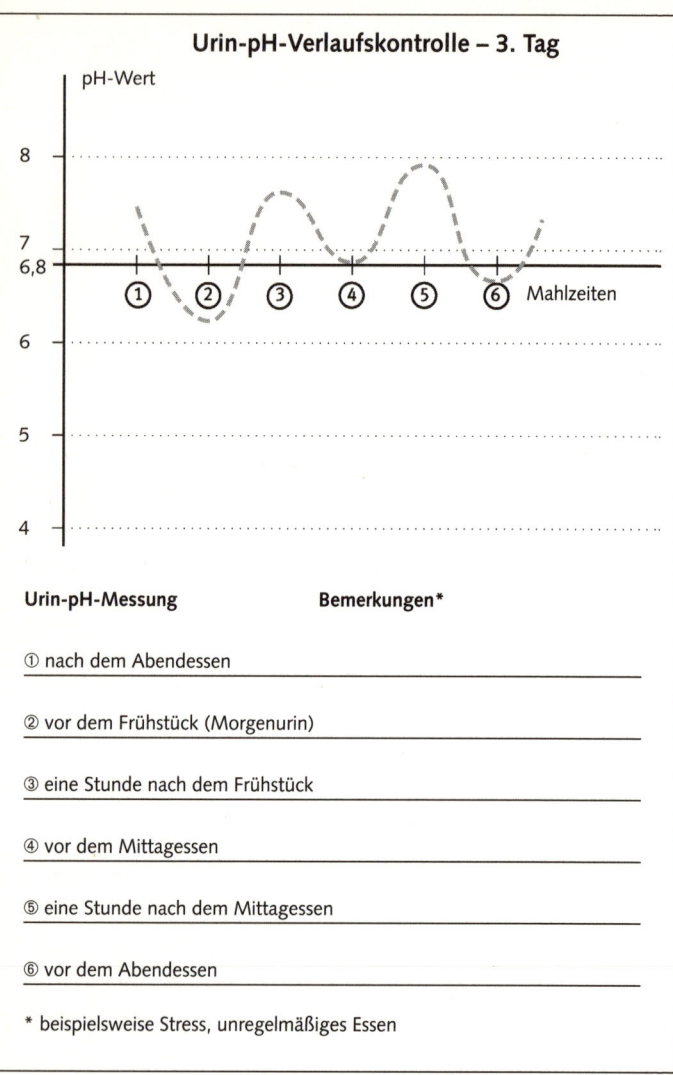

Urin-pH-Verlaufskontrolle – 3. Tag

Urin-pH-Messung **Bemerkungen***

① nach dem Abendessen

② vor dem Frühstück (Morgenurin)

③ eine Stunde nach dem Frühstück

④ vor dem Mittagessen

⑤ eine Stunde nach dem Mittagessen

⑥ vor dem Abendessen

* beispielsweise Stress, unregelmäßiges Essen

Die Urin-pH-Verlaufskontrolle dient lediglich der Orientierung. Unser Säure-Basen-Haushalt ist um einiges komplizierter, als dass wir ihn so einfach mit 18 Teststreifen durchschauen könnten. Genauere Messungen können von speziellen Labors und Praxen durchgeführt werden.

Es ist schwer zu sagen, welche dieser Untersuchungen die besten Aussagen zum Säure-Basen-Haushalt machen kann. Das Problem ist, dass sich die Übersäuerung vor allem im Bindegewebe abspielt, und genau das können wir nicht messen – jedenfalls bisher noch nicht. Jede dieser Methoden »umkreist« mehr oder weniger die Situation im Bindegewebe und kann somit recht verlässliche Aussagen machen. Für den Hausgebrauch genügt es zunächst völlig, wenn Sie sich an mehreren aufeinanderfolgenden Tagen ein Urin-pH-Tagesprofil erstellen.

Ob Ihre Basenreserven noch ausreichen, können Sie in einem Labor überprüfen lassen. Dazu werden fünf Urinproben untersucht, die von einem Tag stammen. Nähere Infos unter www.laborbayer.de – fragen Sie nach dem Säure-Basen-Test nach Sander.

Hoher Eiweißkonsum führt zu Übersäuerung

Säurebildner sind im Wesentlichen tierische Produkte. Dazu gehören neben Fleisch und Wurstwaren auch Fisch, Käse und alle anderen Milchprodukte. Lediglich Rohmilchprodukte, Sahne und Butter wirken neutral, sind aber beim Basenfasten nicht erlaubt. Das, was dabei die Säuren bildet, sind überwiegend tierische Eiweiße. Man spricht von Übereiweißung und meint damit im

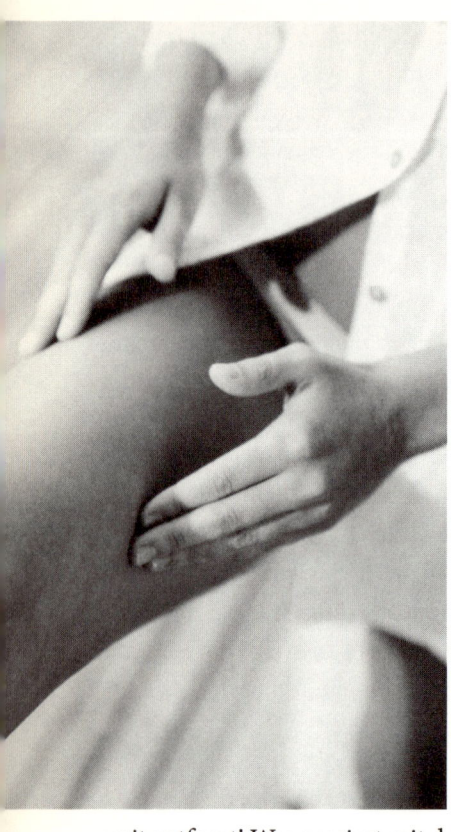

Grunde genommen die Über-
säuerung. Bislang ging man
davon aus, dass der Körper
Eiweiß nicht speichern kann.
Inzwischen wissen wir, dass es
sehr wohl Eiweißablagerungen gibt.

*Der tägliche Eiweißbedarf
liegt bei maximal 70 g pro
Tag. Ideal wäre es, etwa
40 g Eiweiß pro Tag zu sich
zu nehmen.*

Betrachten wir die durch-
schnittliche Eiweißzufuhr des
Mitteleuropäers, so kommen
wir jedoch auf 120–150 g pro
Tag. Von einer Eiweißunter-
versorgung ist der mitteleuro-
päische Durchschnittsmensch
weit entfernt! Was passiert mit dem zu viel verzehrten Eiweiß? Es
wird abgelagert – logisch. Und wohin? Überwiegend werden Ei-
weißüberschüsse in unserem Bindegewebe abgelagert und führen
dort zu allerlei Störungen.

In den vergangenen 50 Jahren ist das Bindegewebe gründlich
erforscht worden, und wir wissen heute, dass das Bindegewebe
eine Art Schaltzentrale des gesamten Stoffwechsels ist. Ob es sich

dabei um die Blutversorgung, die Reizweiterleitung an Nerven und Muskeln oder um Immunvorgänge handelt – das Bindegewebe ist immer mit beteiligt.

Wenn wir mehr tierisches Eiweiß zu uns nehmen, als unser Körper verwerten kann, dann stören wir durch die Eiweißablagerungen im Bindegewebe alle wichtigen körperlichen Funktionen.

Blutuntersuchung im Dunkelfeld

Es gibt noch einen weiteren interessanten Blickwinkel, der die Zusammenhänge von Übersäuerung, Übereiweißung und Fehlernährung aufzeigt. Prof. Dr. Günther Enderlein (1872–1968) sah in der Übereiweißung die Hauptursache für die Entstehung chronischer Krankheiten. Er erforschte jahrzehntelang gründlich das Blut und fand unter anderem heraus, dass unser Blut verklumpt, wenn wir zu viel tierisches Eiweiß essen. Diese Verklumpung der roten Blutkörperchen, die auch andere Ursachen haben kann, nannte er Geldrollenbildung. Weist das Blut Geldrollenbildung auf, dann kommt es zu einer verminderten Durchblutung und zu einer schlechteren Sauerstoffversorgung, was auf Dauer für alle Organe, besonders für das Herz, ungünstig ist.

Enderlein ging davon aus, dass es in unserem Blut Kleinstlebewesen gibt, die mit unserem Körper in Symbiose leben. Diese Kleinstlebewesen – Enderlein nannte sie Endobionten (Endos = innen, bios = Leben) – ernähren sich von Eiweiß. Wenn sie zu viel Eiweiß bekommen, verklumpen sie das Blut, und es kommt zu der Übereiweißung. Enderlein konnte diese Endobionten im Dunkelfeldmikroskop sichtbar machen. Er fand im Laufe der Zeit die Gesetzmäßigkeiten dieser Endobionten heraus und entwickelte aus diesen Erkenntnissen heraus auch Medikamente. Für Enderlein war diese Übereiweißung die einzige wirkliche Ursache chronischer Erkrankungen. Schon früh warnte er vor einer dramatischen Zunahme von Krebserkrankungen, wenn die Menschen den Konsum von tierischem Eiweiß nicht einschränken.

Die Blutuntersuchung im Dunkelfeld beschränkt sich natürlich nicht nur auf die Feststellung einer Übereiweißung. Es ist vielmehr ein umfassender Blick ins Blut, der bereits Krankheitstendenzen aufzeigt und stellt somit auch eine Vorsorgeuntersuchung dar. Wir wissen, dass wir Krankheiten umso besser heilen können, je früher wir sie entdecken. Die Umstellung der Ernährungs- und Lebensweise zur Vorbeugung und zur Heilung von Krankheiten stand für Enderlein stets im Mittelpunkt.

Der Darm reagiert sauer auf Zivilisationskost

Nun habe ich schon so viel über die Übersäuerung und ihre Folgen berichtet und dabei noch gar nicht deutlich genug die Auswirkungen der Übersäuerung auf unseren Darm beschrieben. Dabei ist dies so wichtig.

Vor allem die Verdauung und die Verdauungsorgane sind auf eine Ernährung im Säure-Basen-Gleichgewicht angewiesen.

Schauen wir uns einmal den Verdauungsprozess an. Alle Nahrungsmittel, die wir zu uns nehmen, werden durch Verdauungsenzyme aufgeschlossen, um dann dem Körper als Nahrung zur Verfügung zu stehen. Ohne die Arbeit der Verdauungsenzyme kann der Körper die aufgenommene Nahrung nicht verwerten. Die Verdauung beginnt im Mund durch die im Speichel vorhandenen Amylasen (Enzyme, die Kohlenhydrate spalten) und endet im Dünndarm mit der Enzymarbeit der Bauchspeicheldrüse. Dabei, aber auch bei der Eiweißspaltung im Magen, kommt es vor allem auf die Leistungsfähigkeit der Verdauungsenzyme an. Was macht aber die Verdauungsenzyme leistungsfähig?

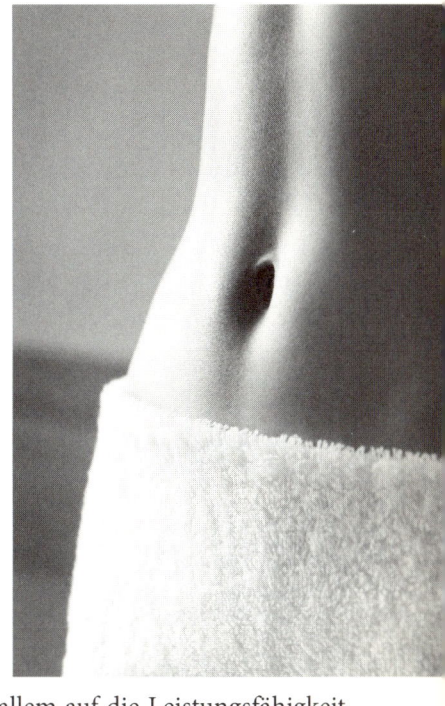

Für die Leistungsfähigkeit der Verdauungsenzyme sind zwei Faktoren wesentlich: die richtige Temperatur und der richtige pH-Wert.

Die Temperatur, bei der die Enzyme optimal arbeiten können, ist die normale Körpertemperatur. Der pH-Wert ist in den einzelnen Verdauungsabschnitten unterschiedlich. So benötigt das Pepsin im Magen einen sauren pH-Wert (etwa 2), die Amylasen, die Lipasen, das Trypsin und das Chymotrypsin der Bauchspeicheldrüse dagegen einen basischen pH-Wert (7,5–8). Nur wenn im Dünndarm ein basisches Milieu von pH 7,5–8 herrscht, können diese Enzyme die Kohlenhydrate, Fette und Eiweiße vollständig aufschließen. Bereits geringfügige pH-Wert-Verschiebungen, wie sie bei einer Übersäuerung vorliegen, vermindern die Leistungsfähigkeit der Enzyme so sehr, dass ihre Leistungsfähigkeit von 100 auf 50% oder weniger sinkt. Die Folge für den Menschen sind dramatisch. Die Nahrung wird nicht mehr vollständig aufgeschlossen und damit nicht vollständig verwertet. Dadurch werden Vitamine, Spurenelemente und andere Vitalstoffe nur ungenügend verwertet, und es kommt zu Mangelerscheinungen. Dies ist im Übrigen ein Grund, warum viele Menschen unter Mangelerscheinungen leiden: Sie nehmen zwar genügend Vitalstoffe auf, aber sie können sie nicht verwerten, weil ihre Verdauungsenzyme unzureichend arbeiten.

Unvollständig verdaute Nahrung führt zu Gärung und Fäulnisbildung und damit zu Blähungen und Stuhlunregelmäßigkeiten. Diese Symptome werden meist unter dem Begriff »Reizdarm« abgehandelt – eine Verlegenheitsdiagnose sozusagen. Und so nehmen die Menschen fleißig Vitamine, Spurenelemente und Bauchspeicheldrüsenenzyme zu sich und wissen nichts von dem eigentlichen Problem: der Übersäuerung. Schauen wir uns einmal den Verdauungsprozess an. Alle Nahrungsmittel, die wir zu uns nehmen, werden durch Verdauungsenzyme aufgeschlossen, um dann dem Körper als Nahrung zur Verfügung zu stehen.

Ohne die Arbeit der Verdauungsenzyme kann der Körper die aufgenommene Nahrung nicht verwerten.

Entsäuern macht gesund!

Es gibt viele Krankheiten, die mit einer Übersäuerung des Körpers einhergehen. Besonders erwähnenswert sind in diesem Zusammenhang die Allergien. Ich habe im Laufe der Zeit viele Therapiemöglichkeiten zur Behandlung von Allergien kennengelernt – die effektivste davon war die Entsäuerung des Körpers. Folgender Fall in meiner Praxis veranschaulicht dies deutlich.

Allergien

Eine 52-jährige Patientin litt seit ihrer Kindheit an schweren chronischen Krankheiten, wie Neurodermitis, Bronchialasthma, Pollenallergien, begleitet von Hausstaubmilbenallergien und schweren Nahrungsmittelallergien. Die Allergien waren so stark, dass sie rohe Karotten und Äpfel noch nicht einmal anfassen konnte, geschweige denn essen. Sie sagte, sie könne deshalb unmöglich Basenfasten, denn Fleisch vertrage sie noch am besten. Ich wollte das einfach nicht glauben und ermunterte sie, während der Basenwoche nur die Obst- und Gemüsesorten zu essen, die sie verträgt. Das hat sie dann auch getan und während des Fastens Darmspülungen mittels Colon-Hydro-Therapie (Seite 111 ff.) durchführen lassen. Der Effekt war überwältigend. Zunächst hatte sie eine kleine Heilkrise in Form von Müdigkeit, nach wenigen Tagen fühlte sie sich jedoch wieder fit, und nach einer Woche konnte sie bereits Karotten und Äpfel anfassen. Solche Erfahrungen habe ich bei Entsäuerungstherapien immer wieder gemacht. Einer meiner Lehrer, der Salzburger Kinderarzt Dr. Konrad Wertmann, sagte unlängst zu mir: »Im basischen Milieu gibt es keine Allergien.«

Allein das Weglassen säurebildender Nahrungsmittel wirkt allergiereduzierend.

Fibromyalgie

Auch der folgende Fall zeigt, wie folgenschwer Allergien und Übersäuerung sein können: Eine 35-jährige Patientin litt seit einigen Jahren an chronischer Müdigkeit und klagte über Muskelschmerzen, Verstopfung und Blähungen. Es wurde die Diagnose »Fibromyalgie« gestellt, aber trotz intensivster Behandlung ging es ihr nicht besser. Nach einer Woche Basenfasten war die Müdigkeit weg, inzwischen ist die Verdauung sehr gut, und auch die Blähungen sind weg. Es stellte sich heraus, dass sie auf Weizen, Milch und Eiweiß allergisch reagiert. Sie ernährt sich nun überwiegend basisch, bis ihr Organismus vollständig entsäuert ist und die Allergene wieder toleriert. Seit der Basenfastenwoche fühlt sie sich fit und leistungsfähig.

Migräne und Akne

Wie erfolgreich eine Entsäuerung bei Migräne und Akne ist, habe ich immer wieder in der Praxis erfahren dürfen. Der folgende Fall ist vor allem deshalb interessant, weil die 33-jährige Patientin schon seit ihrem 5. (!) Lebensjahr an Migräne litt und seit ihrem

10. Lebensjahr an Akne. Die Migräne kam in einem Turnus von etwa 4 Wochen mit jeweils 1–2 »Hammertagen«, wie sie selbst diese Tage nannte, an denen sie Bettruhe benötigte. An eine Heilung glaubte sie selbst nicht mehr. Sie kam zu mir in der Hoffnung, wenigstens eine Besserung zu erfahren. Neben einer Entgiftungskur mit homöopathischen Medikamenten nahm sie am Basenfastenkurs in meiner Praxis teil und stellte daraufhin ihre Ernährung vollständig um. Auch Monate nach dem Basenfasten ist sie nun migränefrei, nach Genuss von Schokolade und Bier treten jedoch immer wieder kleine Migräneattacken auf. Die Akne war etwas hartnäckiger und ging erst einige Wochen nach dem Basenfasten und mehreren Darmspülungen zurück. Heute ist sie glücklich über ihre Haut und über die Migränefreiheit.

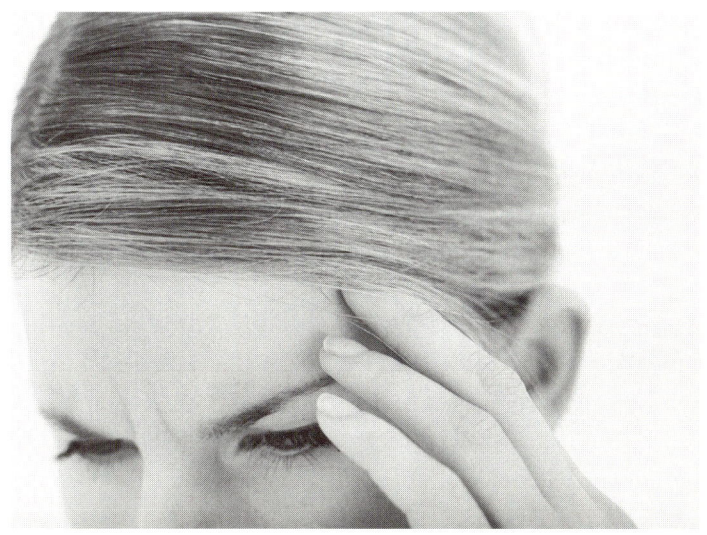

Prämenstruelles Syndrom (PMS)

Dass Basenfasten auch PMS heilen kann, habe ich erst in meiner Basenfastenpraxis erfahren. Obwohl es mir schon lange theoretisch klar war, dass hormonelle Vorgänge im Körper wesentlich von einem ausgeglichenen Säure-Basen-Haushalt abhängen, war ich doch überrascht, wie schnell diese Heilkost greift. Eine Patientin (34 Jahre) litt unter Verstopfung, wollte auch gerne ein paar Pfunde abnehmen und entschloss sich zu 1–2 Wochen Basenfasten. Begleitend dazu ließ sie sich Darmspülungen verabreichen. Nach einer Woche Basenfasten berichtete sie hocherfreut, dass sie gerade eine Premiere erlebt habe: Zum ersten Mal seit 20 Jahren hatte sie eine schmerzfreie Regelblutung. Sie brauchte in den vergangenen 20 Jahren Büstenhalter in zwei verschiedenen Größen: eine Größe für die Zeit bis zum Eisprung sowie eine Nummer größer für die Zeit bis zum Einsetzen der Regelblutung. Die Brust war dann so gespannt, dass sie sich nicht berühren lassen konnte. Sie konnte es kaum glauben, dass dies, sozusagen als Nebeneffekt des Fastens, einfach verschwunden war. Dies hat sie natürlich motiviert, ihre Ernährung umzustellen und immer darauf zu achten, dass die tägliche Nahrung genügend Basenbildner enthält. Und der Erfolg hält an.

Depressionen und Pilzerkrankung

Eine Patientin (37 Jahre alt) kam wegen Depressionen, chronischen Nagelmykosen (seit dem 7. Lebensjahr) und Verstopfung in meine Praxis. Wegen der Übersäuerung, die stets eine Mitursache für die Entstehung von Pilzerkrankungen ist, betrachtete ich mit ihr zusammen kritisch die bisherige Ernährung und riet ihr, sich mehrere Wochen lang rein basisch zu ernähren. Etwas widerwillig – wie dies bei Mykosepatienten üblich ist – trennte sie sich von ihren lieb gewordenen Gewohnheiten. Durch die Ernährungsumstellung verschwand die Depression und kehrte erstmals nach einem Exzess mit Alkohol und Fastfood wieder. Die Erfahrung hat ihr klar gezeigt, wie tief unsere Ernährungsweise nicht nur in unseren Körper, sondern auch in unsere Gefühlsebene eingreift.

Infektanfälligkeit

Ein Patient (38 Jahre) kam zu mir wegen Infektanfälligkeit. Er hatte seit 26 Jahren Heuschnupfen, seit 10 Jahren Feigwarzen und seit 5 Jahren eine Hausstaubmilbenallergie. In den vergangenen 2 Jahren gesellten sich eine chronische Nebenhöhlenentzündung und Müdigkeit dazu. Als er in meine Praxis kam, klagte er über Infektanfälligkeit, die solche Ausmaße angenommen hatte, dass er kaum eine Woche infektfrei war. Er hatte schon verschiedene naturheilkundliche Therapien versucht – bislang ohne Erfolg. Eine Entgiftungstherapie mit naturheilkundlichen Medikamenten brachte ihm eine erste Erleichterung. Im Wissen, dass es Allergien nur im übersäuerten Organismus gibt, habe ich ihm die Bedeutung seiner Ernährungsweise beim Heilprozess nahe gebracht. So begann er mit einer Woche Basenfasten und stellte erstaunt fest, wie schnell er sich wieder fit und leistungsfähig fühlte. Einen Infekt hatte er seither nicht mehr. Er ernährte sich nach der Basenfastenwoche streng nach der 80 : 20-Regel (siehe Seite 27) und nahm als Nebeneffekt in insgesamt 4 Wochen 8 kg (!) ab, worüber er sich sehr freute. Es hat ihn so motiviert, dass er sich, obwohl er beruflich ständig unterwegs ist, weiterhin so ernährt.

Übergewicht und Bluthochdruck

Eine 29 Jahre alte Patientin kam in meine Praxis, weil sie seit zwei Jahren 20 kg zugenommen hat und mit keiner Diät auch nur den geringsten Erfolg hatte. Insgesamt hatte sie 30 kg Übergewicht und sich vor Jahren zu einer Proteindiät überreden lassen, bei der sie zunächst abnahm. Spä-

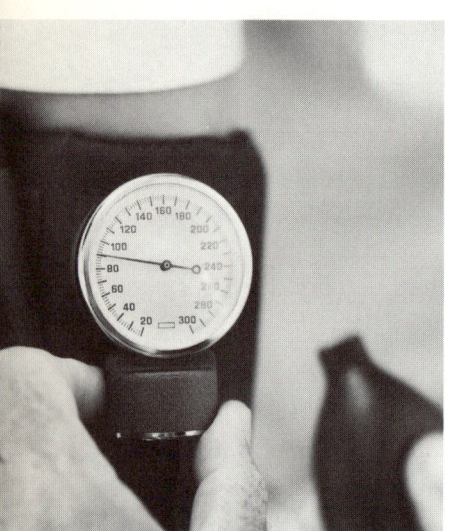

ter ernährte sie sich überwiegend von tierischem Eiweiß, vor allem von viel Fleisch und nahm dabei aber ständig zu, bis sie schließlich 30 kg Übergewicht auf der Waage hatte. Sie klagte zudem über ständige Schwindelattacken, deren Ursache nie herausgefunden wurde. Zunächst war sie von der Idee des Basenfastens nicht überzeugt, da sie schon so viele Kuren und Diäten ohne Erfolg ausprobiert hat-

te. Sie wollte eigentlich nur eine Colon-Hydro-Therapie bei mir durchführen lassen. Aus Erfahrung weiß ich aber, dass mit einer Colon-Hydro-Therapie ohne Ernährungsumstellung auf Dauer keine Gewichtsabnahme zu erreichen ist. Sie nahm sich dann doch meine Anleitung zum Basenfasten mit und fing drei Tage später damit an. Nach einer Woche hatte sie 4 kg weniger auf der Waage und nach einer weiteren Woche 5 kg weniger. Sie führte Basenfasten weitere 8 Wochen durch und hat inzwischen 14,5 kg abgenommen. Sie fühlt sich wieder wohl und fit, Schwindelattacken hatte sie seither nicht mehr. Natürlich reicht in solchen Fällen eine Fastenkur von 1–2 Wochen nicht aus, was beim Basenfasten jedoch kein Problem ist.

> *Basenfasten kann problemlos mehrere Wochen durchgeführt werden, ohne dass es zu Mangelerscheinungen kommt – vorausgesetzt, man bringt etwas Abwechslung in den Speiseplan.*

Eine andere Patientin (40 Jahre alt) litt seit 10 Jahren an Übergewicht, Bluthochdruck und Migräne. Sie nahm an meinem Kurs »Gesundheitserlebnis Basenfasten – eine Woche basisch genießen« teil und war so begeistert, dass sie gleich 6 Wochen Basenfasten machte. Das Ergebnis hat sie überzeugt: Sie nahm 9 kg ab und ihre Migräne ist seither verschwunden. Nach 6 Wochen Basenfasten sagte sie: »Mit basischer Kost fühle ich mich viel wohler!«

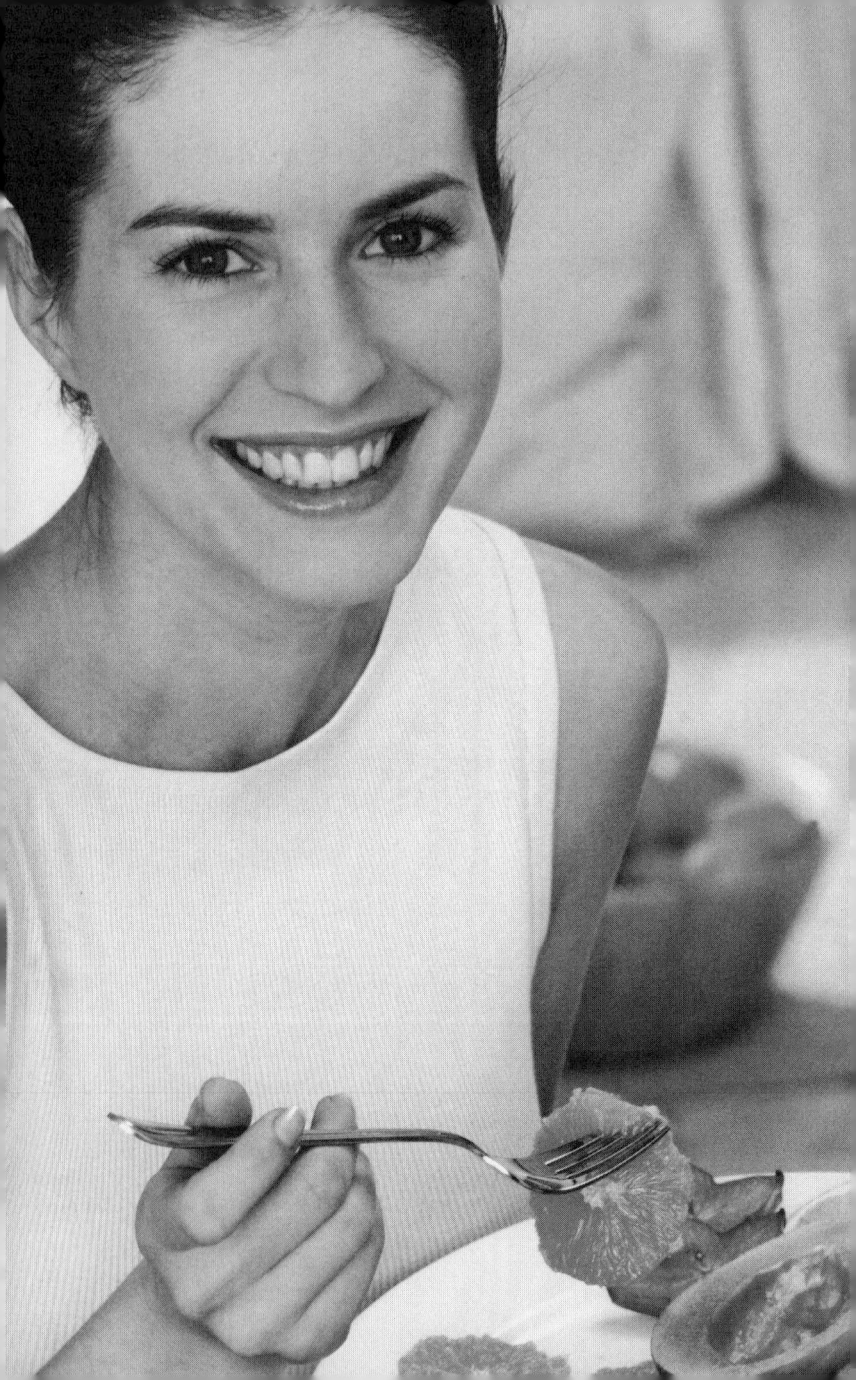

Das **Basenfasten-** Programm

Basenfasten ist ganz einfach: Sie dürfen alles essen, was der Körper basisch verstoffwechseln kann, also fast alle Obst- und Gemüsesorten. In diesem Kapitel erfahren Sie alles über basische Ernährung und weitere wichtige Bausteine des Basenfasten-Programms, wie Darmreinigung, Bewegung und Wasseranwendungen.

ERNÄHRUNG: 100% BASISCH

Basische Nahrungsmittel wirken nach ihrer Verdauung den Substanzen entgegen, die zu einer Übersäuerung führen.

Was ist nun alles rein basisch? Hier stolpern wir zwangsläufig über die vielen, zum Teil widersprüchlichen Angaben in der Literatur. Die ältesten Kenntnisse haben wir von dem schwedischen Physiologen und Ernährungsforscher Carl Gustav Ragnar Berg (1873–1956), meist nur unter Ragnar Berg bekannt. Er arbeitete über den Mineral- und Eiweißstoffwechsel und erkannte, dass die Eiweißverwertung durch Basenüberschuss in der Nahrung günstig beeinflusst wird. Eine seiner Vorgehensweisen bestand darin, dass er Nahrungsmittel verbrannte und deren Asche untersuchte. Er fand heraus, dass Pflanzenasche alkalisch (= basisch) reagiert. Daraus schloss er, dass der Körper diese auch basisch verstoffwechselt.

Dies ist leider nur bedingt richtig. Dieser »Trockenversuch« gibt nicht die Verhältnisse in unserem Stoffwechsel wieder. Wir wissen heute, dass basische Substanzen im Stoffwechsel auch sauer reagieren können und umgekehrt. Die »Ragnar-Berg-Tabellen«, die dies noch nicht berücksichtigen, sind aber heute immer noch im Einsatz. Es herrscht keine Einheitlichkeit über die Säure-Basen-Wertigkeit der Ernährung, aber es gibt doch einige klare Aussagen und Erfahrungswerte, auf die ich mich beziehen will.

Gut zu wissen

Diese Nahrungsmittel sind beim Basenfasten tabu!

- jede Art von Fleisch, Wurstwaren, Schinken
- Fleischbrühe
- alle Fische und Schalentiere
- Milchprodukte (auch fettarme) sowie Quark, Jogurt, Kefir und alle Käsesorten
- Ei, Eiweiß
- Senf und Essig
- Hülsenfrüchte, Spargel, Rosenkohl, Artischocken
- alle Nüsse außer Mandeln und frischen Walnüssen
- Soja und Sojaprodukte wie Tofu
- Vollkornprodukte
- alle Weißmehlprodukte, auch graue Brötchen
- Teigwaren
- geschälte und polierte Getreide
- polierter Reis
- gehärtete, raffinierte Fette und Öle, billige Salatöle
- Margarine
- kohlensäurehaltige Getränke (auch Mineralwässer)
- Softdrinks wie Limonaden, Cola
- Bohnenkaffee, Espresso
- schwarzer Tee, grüner Tee
- Früchtetee

- Alkohol
- Fertigprodukte, die Säurebildner enthalten
- alle Süßigkeiten, insbesondere die mit Fabrikzucker herge-stellten
- Eis

Die folgenden Lebensmittel sind keine Säurebildner, aber den-noch beim Basenfasten nicht erlaubt:
- Rohmilch, Sahne und Butter
- Knoblauch
- Rooibostee
- Matetee

Seit einigen Jahren gibt es in Weihenstephan an der Technischen Universität ein Säure-Basen-Forum, das eine interessante Home-page zu diesem Thema hat: www.säure-basen-forum.de. In einer deutschen Klinik wird eine Studie durchgeführt, die diese Stoff-wechselwirkung von sauren und basischen Nahrungsmitteln er-forscht. Wir dürfen gespannt sein.

Das alles dürfen Sie während des Basenfastens essen

Das Basometer auf den folgenden Seiten zeigt Ihnen alle beim Basenfasten erlaubten Lebensmittel. Hinter den Lebensmitteln sind jeweils die Vitamine und Mineralstoffe angegeben, die in besonders großer Menge darin enthalten sind. Ein »*« bedeutet, dass keine genauen Angaben vorlagen. Alle genannten Lebensmittel und Getränke bekommen Sie in gut sortierten Lebensmittelgeschäften, Reformhäusern und Naturkostläden. Obst, Gemüse, Kräuter und Keimlinge gibt es auf allen Wochenmärkten. Fertigprodukte, die sich zum Basenfasten eignen, und die Hersteller finden Sie in der Liste auf Seite 73.

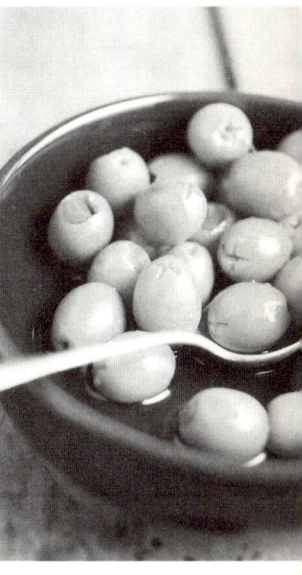

Frische Kräuter und Sprossen peppen jeden Salat und jedes Gemüsegericht geschmacklich auf.

Als Zwischenmahlzeiten können Trockenobst (Seite 61), Mandeln und Oliven dienen (Seite 74 f.). Empfehlenswerte Wässer und Teesorten habe ich Ihnen auf Seite 77 zusammengestellt.

Basenbildende Obstsorten

Obst	Wertvolle Inhaltsstoffe
Äpfel	Pektin
Ananas	Mangan, Enzyme
Apfelbanane	Kalium
Aprikosen	Kalium, Vitamin A
Avocados	Kupfer, Kalium, Magnesium, Vitamin B6
Bananen	Kalium, Magnesium, Silizium, Vitamin B6
Baumerdbeeren (Tamarillos)	*
Berberitze	Vitamin C
Birnen	Kalium, Eisen
Brombeeren	Mangan
Cherrymoya (Rahmapfel)	Kalium, Kalzium, Phosphor, Eisen
Clementinen	Vitamin C
Cranberries	Vitamin C
Datteln, frische	Kalium, Kalzium, Magnesium, Eisen, Kupfer
Drachenfrucht	Eisen, Phosphor, Kalzium
Esskastanien (Maronen)	Eisen
Erdbeeren	Eisen
Feigen	Kalium, Kalzium, Eisen
Granatäpfel	Kalium
Grapefruits	Vitamin C
Guaven	Kalium, Eisen, Vitamin C
Heidelbeeren	Eisen, Mangan

Obst	Wertvolle Inhaltsstoffe
Himbeeren	Eisen, Mangan
Honigmelonen	Eisen, Vitamin A
Jackfrucht	Vitamin C
Jostabeeren	Vitamin C
Kakifrucht (Sharonfrucht)	Kalium, Phosphor, Mangan, Vitamine A und B
Kapstachelbeeren (Physalis)	*
Kirschen (sauer, süß)	Folsäure
Kiwis	Kalium, Magnesium, Eisen, Zink, Vitamin C
Kumquats	Vitamin C
Limetten	Vitamin C
Litschis	*
Loquats (jap. Mispel)	Kalium, Kalzium, Carotin
Mandarinen	Vitamin C
Mangos	Eisen, Vitamin A
Maracuja (Passionsfrucht)	Kalium, Magnesium, Eisen, Vitamin C
Maronen (Esskastanien)	Eisen
Melonen	*
Minneolas (Orangenmandarinen)	Vitamin C
Mirabellen	Eisen
Nektarinen	Vitamin C
Oliven (grün, schwarz)	Kalzium, Eisen – sehr basisch!
Orangen	Vitamin C
Orlando (Zitrusfruchtkreuzung)	Vitamin C

Obst	Wertvolle Inhaltsstoffe
Pampelmusen	Vitamin C
Papayas	Magnesium, Eisen, Vitamin C, Enzyme
Passionsfrucht (Maracuja)	Kalium, Magnesium, Eisen, Vitamin C
Pfirsiche	Eisen
Pflaumen	Kalium, Eisen
Preiselbeeren	Kupfer, Mangan
Quitten	Eisen
Reineclauden	Kalium, Eisen
Rhabarber	*
Rosinen	Kalium, Mangan, Eisen
Rote Johannisbeeren	Kalium, Eisen, Mangan
Sanddornbeeren	Magnesium, Vitamin C
Satsumas	Vitamin C
Sauerkirschen	Folsäure
Schwarze Johannisbeeren	Kalium, Eisen, Mangan, Vitamin C
Stachelbeeren	Eisen
Sternfrüchte	*
Trauben	Vitamine B und C
Wasserkastanien	*
Wassermelonen	*
Weintrauben (weiß, rot)	Vitamine B und C
Zitronen	Kupfer, Vitamin C
Zwetschgen	Kalium, Eisen

Trockenobst, ungeschwefelt

Trockenobst	Wertvolle Inhaltsstoffe
Ananas	Enzyme
Aprikose	Kalium, Eisen, Mangan
Banane	Kalium, Magnesium, Eisen, Mangan
Birne	Eisen, Zink
Brombeeren	Magnesium, Eisen, Zink, Mangan
Feigen	Eisen, Zink
Papaya	Enzyme
Pfirsich	Kalium, Eisen
Rosinen	Eisen, Zink

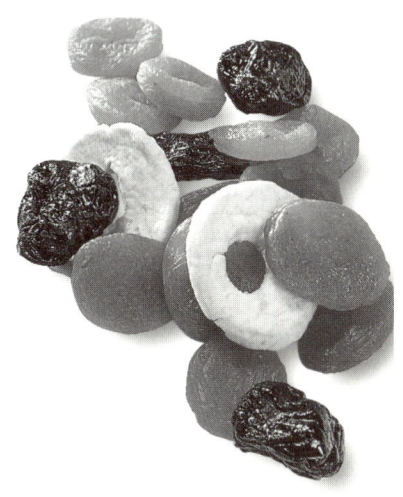

Trockenobst ist neben Oliven und Mandeln eine ideale Zwischen-
mahlzeit – vorausgesetzt, es ist ungeschwefelt. Getrocknetes Obst
enthält Vitalstoffe in konzentrierterer Form – besonders hoch ist
der Gehalt an Kalium, Magnesium und Eisen. Mittlerweile gibt
es in Reformhäusern und Naturkostläden eine große Auswahl an
getrockneten Obstsorten: Mango, Ananas, Papaya, Banane, Bee-
ren, Äpfel, Feigen, Pflaumen usw. Bitte beachten Sie, dass sich in
Trockenobst nicht nur der Vitalstoffgehalt konzentriert, sondern
auch der Schadstoffgehalt.

*Deshalb: Verwenden Sie ausschließlich Trockenfrüchte aus
biologischem Anbau, die in der Regel auch ungeschwefelt
sind. Schwefelung macht sauer.*

Basenbildende Gemüsesorten

Gemüse	Wertvolle Inhaltsstoffe
Auberginen	Kalium, Magnesium
Bleichsellerie (Staudensellerie)	Kalium, Kalzium, Magnesium, Fluor, Vitamin A
Blumenkohl	Kalium, Vitamine C, K , B
Bohnen, grüne	Kalium, Magnesium, Eisen, Mangan, Molybdän, Silizium
Brokkoli	Kalium, Kalzium, Magnesium, Eisen, Zink, Mangan, Jod, Vitamine C, A, K, B, Folsäure
Butterrüben, gelbe	Kalium, Eisen
Carli-Paprika	Eisen, Vitamin C
Chinakohl	Vitamin C
Chicorée (rot, weiß)	Vitamin A
Dolma-Paprika	Vitamin C
Eiszapfen	*
Erbsen, frisch	Vitamin B, Folsäure
Fenchel	Kalium, Kalzium, Magnesium, Eisen, Mangan, Vitamin C
Frühlingszwiebeln	Kalium, Zink, Mangan
Grünkohl	Kalium, Kalzium, Magnesium, Eisen, Mangan, Vitamine A, E, B, sehr viel Vitamin K, Folsäure
Gurke	*
Karotten	Kalium, Kalzium, Eisen, Mangan, Vitamin A
Kartoffeln	Kalium, Kupfer, Vitamine der B-Gruppe

Gemüse	Wertvolle Inhaltsstoffe
Knollensellerie	Kalium, Kalzium, Vitamin B, Folsäure
Kohlrabi	Eisen, Selen, Folsäure
Kürbisarten	Kalium, Eisen, Mangan, Vitamin A
Lauch (Porree)	Kalium, Kalzium, Magnesium, Eisen, Mangan, Silizium, Vitamine B, C, Folsäure
Mangold	Magnesium, Kalzium, Eisen,
	Mangan, Fluor, Vitamine A, B, C
Navets-Rübchen (weiße Rübchen,Teltower Rübchen)	Kalium, Kalzium, Vitamin C
Okraschoten	Kalium, Kalzium, Magnesium, Eisen, Kupfer, Mangan
Paprika	Kalium, Eisen, Vitamine C und A, E
Pastinaken	Kalium, Kalzium, Magnesium, Eisen, Zink, Mangan
Petersilienwurzel	Kalium, Eisen, Kupfer, Fluor
Radieschen	Kalium, Eisen, Kupfer, Fluor, Vitamin C
Rettich	Kalium, Eisen
Romanesco (Blumenkohlart)	*
Rondini (Kürbisart)	*
Rote Bete	Kalium, Magnesium, Eisen, Kupfer, Mangan, Folsäure
Rotkohl	Kalium, Kalzium, Magnesium
Schalotten	Kalium, Zink, Mangan

Gemüse	Wertvolle Inhaltsstoffe
Schwarzer Rettich	Kalium, Eisen (sehr basisch!)
Schwarzwurzel	Kalium, Magnesium, Eisen, Kupfer, Zink, Mangan, Vitamine E, B
Spinat	Kalium, Kalzium, Magnesium, Eisen, Mangan,Fluor, Jod, Vitamine A, E, K, B, C
Spitzkohl (Zuckerhut)	*
Staudensellerie (Bleichsellerie)	Kalium, Kalzium, Magnesium, Fluor, Vitamin A
Stielmus	*
Süßkartoffeln	Kalium, Eisen, Kupfer, Mangan, Vitamin B
Teltower Rübchen (Navets)	Kalium, Kalzium, Vitamin C
Tomaten	Kalium, Vitamin C, Lycopin
Topinambur	Kalium, Magnesium, Eisen, Zink
Trüffelkartoffeln (blaue Kartoffeln)	*
Urkarotten (Betakarotten)	Kalium, Kalzium, Eisen, Mangan, Vitamin A
Weißkohl	Kalium, Kalzium, Vitamine E, K
Wirsing	Kalium, Kalzium, Eisen, Mangan, Vitamine E, B, C
Zucchini	Kalium, Magnesium, Eisen
Zuckerschoten (Zuckererbsen)	Kalium, Kalzium, Magnesium, Eisen, Kupfer, Mangan
Zwiebeln	Kalium, Zink, Mangan

Pilze

Pilze	Wertvolle Inhaltsstoffe
Austernpilze	Vitamin B
Bovist	*
Champignons	Kalium, Eisen, Kupfer, Jod, Vitamine D, B
Egerlinge	Kalium, Eisen, Kupfer, Jod,
Herbsttrompeten	Kalium, Eisen, Kupfer, Jod, Fluor
Igel-Stachelbart(Pom-Pom blanc)	*
Kräuterseitlinge	Kalium, Eisen, Kupfer, Fluor
Limonenseitlinge	Kalium, Eisen, Kupfer, Fluor
Krause Glucke	*
Morcheln	Kalium, Eisen, Kupfer, Jod, Fluor, Mangan, Vitamin D
Mu-Err-Pilze	*
Pfifferlinge	Kalium, Eisen, Kupfer, Fluor Mangan, Vitamine A, B, D
Portabella-Pilze	*
Rosenseitlinge	Kalium, Eisen, Kupfer, Fluor
Samtfußrüpli	Kalium, Eisen, Kupfer, Fluor
Semmelstoppelpilze	*
Shiitake	Kalium, Eisen, Kupfer
Steinpilze	Kalium, Eisen, Kupfer, Jod, Fluor, Vitamine D, B
Trüffel	Kalium, Eisen, Kupfer, Jod, Fluor, Mangan

Salate, Kräuter und Gewürze

Salate, Kräuter, Gewürze	Wertvolle Inhaltsstoffe
Basilikum	Kalium, Kalzium, Eisen, Zink, Mangan
Bataviasalat	*
Beinwell	*
Bertramwurzel (Hildegard-Gewürz)	*
Bibernelle	*
Bockshornklee	*
Bohnenkraut	Eisen
Borretsch	Eisen
Brennnessel	Kalium, Kalzium, Magnesium, Eisen, Vitamin C
Brunnenkresse	Kalzium, Vitamin C
Chinakohl	*
Chicoree (rot, weiß)	Vitamin A
Chilischoten	*
Dill	Kalzium, Eisen, Zink, Mangan
Eichblattsalat	*
Eisbergsalat	*
Eistropfensalat	Eisen
Endivien	Kalium, Eisen, Vitamin A
Feldsalat	Kalium, Eisen, Zink, Fluor, Jod, Vitamin A, Folsäure
Fenchelsamen	*
Friséesalat	*
Gänseblümchen	*

Salate, Kräuter, Gewürze	Wertvolle Inhaltsstoffe
Gartenkresse	Kalium, Kalzium, Magnesium,
	Eisen, Mangan, Vitamin C
Giersch	*
Glattpetersilie	Kalium, Kalzium, Eisen, Mangan, Kupfer, Zink, Silizium
Hildegard-Gewürze (nach Hildegard	* von Bingen)
Ingwer	Eisen, Kalium, Magnesium, Phosphor
Kamille	*
Kapern (ohne Essig)	*
Kapuzinerkresse	Kalzium, Eisen, Vitamin C
Kardamom	*
Kerbel	*
Koriander	*
Kopfsalat	Vitamine A, K
Kreuzkümmel	*
Kümmel	*
Kurkuma	*
Lattich	*
Lavendelblüten	*
Liebstöckel	Zink, Eisen
Löwenzahn	Kalium, Kalzium, Eisen, Mangan
Lollo-Rosso-Salat	*
Lollo-Bionda-Salat	*
Majoran	Eisen

Salate, Kräuter, Gewürze	Wertvolle Inhaltsstoffe
Meerrettich	Kalium, Eisen
Melde (spanischer Spinat)	Eisen
Melisse	*
Mizuna (jap. Senfsalat, grün und rot)	*
Muskatnuss	*
Nelken	*
Orchideensalat	*
Oregano	*
Pak Choi (jap. Blattsalat)	*
Petersilie	Kalium, Kalzium, Eisen, Mangan, Kupfer, Zink, Silizium, Vitamin K
Pfeffer (weiß, rot, schwarz)	*
Pfeffer (grün)	Vitamin C
Pfefferminze	*
Piment (Nelkenpfeffer)	*
Postelein (Portulak)	Eisen, Magnesium
Radicchio	Eisen, Mangan
Romanasalat	*
Rosmarin	Eisen
Rukola (Rauke)	Kalium, Kalzium, Eisen
Safran	*
Salbei	Eisen
Sauerampfer	Eisen, Kalium, Magnesium, Zink
Schabzigerklee	*
Schachtelhalm	Kieselsäure (Silizium)

Salate, Kräuter, Gewürze	Wertvolle Inhaltsstoffe
Schnittlauch	Eisen, Zink, Vitamin K
Schwarzkümmel	*
Sellerieblätter	*
Sprossen	Vitamine, alle Mineralien
Thymian	Eisen (der Eisengehalt von 50 g entspricht der empfohlenen Tagesmenge)
Tumeric (Kurkuma)	*
Vanille	*
Veilchenblüten	*
Wildkräutermischung	*
Winterkresse	*
Ysop	Eisen
Zimt	*
Zitronenmelisse	*
Zitronenpfeffer	*
Zitronenthymian	*
Zucchiniblüten	*

Wie Sie sehen, liegen für viele Salatsorten und Kräuter keine detaillierten Angaben über ihren Vitalstoffgehalt vor. Aus den wenigen erhältlichen Angaben geht hervor, dass Kopfsalate eher normale Mengen an Mineralstoffen und sekundären Pflanzenstoffen aufweisen, Kräuter dagegen besonders reich an Mineralstoffen sind. Besonders die Mittelmeerkräuter Thymian, Rosmarin und Oregano weisen extrem hohe Eisenwerte auf. Kräuter sind zudem sehr reich an sekundären Pflanzenstoffen. Die meisten Kräuter fördern zudem die Verdauung, viele fördern die Bekömmlichkeit der Nahrung und einige, wie Kapuzinerkresse und Schwarzkümmel, wirken immunstimulierend.

Deshalb: Zu jeder Mahlzeit eine Extraportion Kräuter und Sprossen (siehe unten), zu jeder Obstmahlzeit und jedem Saft ein wenig Minze oder Zitronenmelisse extra!

Samen, Keime, Sprossen

Samen	Wertvolle Inhaltsstoffe
Alfalfa (Luzerne)	Bioaktive Stoffe
Amarant	Bioaktive Stoffe
Bockshornklee	Bioaktive Stoffe
Brokkoli	Bioaktive Stoffe, Vitamin C
Buchweizen	Bioaktive Stoffe. B-Vitamine
Dinkel	Bioaktive Stoffe, B-Vitamine
Erbsen (Erbsenspargel)	Bioaktive Stoffe
Fenchelsamen	Bioaktive Stoffe
Gerste	Bioaktive Stoffe, B-Vitamine
Hafer	Bioaktive Stoffe, B-Vitamine
Hirse	Bioaktive Stoffe, Silizium
Kichererbsen	Bioaktive Stoffe
Koriandersamen	Bioaktive Stoffe
Kresse	Bioaktive Stoffe, Vitamin C
Leinsamen	Bioaktive Stoffe, ungesättigte Fettsäuren
Linsen	Bioaktive Stoffe

Samen	Wertvolle Inhaltsstoffe
Mungobohnen	Bioaktive Stoffe, B-Vitamine, Vitamine A, C, E, Kalzium, Eisen, Kalium, Phosphor
Radieschen	Bioaktive Stoffe
Reis	Bioaktive Stoffe, Vitamin C, B-Vitamine, Kalzium, Eisen,
	Zink, Kalium, Mangan, Phosphor
Rettich	Bioaktive Stoffe
Rosabi (Kohlrabiart)	Bioaktive Stoffe
Rotklee	Bioaktive Stoffe
Rukola	Bioaktive Stoffe
Sesam, ungeschält	Bioaktive Stoffe, Kalzium
Senf	Bioaktive Stoffe
Sojabohnen	Bioaktive Stoffe
Sonnenblumenkerne	Bioaktive Stoffe, ungesättigte Fettsäuren, B-Vitamine, Vitamine D, E, F, K, Proteine, Mangan, Kupfer, Phosphor
Weizen	Bioaktive Stoffe, Vitamin B12, Folsäure, Eisen, Kalzium, Selen
Zwiebelsprossen	Bioaktive Stoffe

Basische Fertiggerichte

Fertiggericht	Hersteller	Wo erhältlich
Apfelmus ohne Zucker	Eden	Reformhaus
Aprikosen im Glas	Morgenland	Naturkostladen
Asiatische Pilz-mischung im Glas	Alber	Naturkostladen
Basilikum in Olivenöl	La Selva	Naturkostladen
Brechbohnen im Glas	Bergquell	Naturkostladen
Champignons im Glas	Alber	Naturkostladen
Crema di Paprika	Rapunzel	Naturkostladen
Feigen im Glas	Morgenland	Naturkostladen
Dillgurken ohne Essig	Eden	Reformhaus
Grapefruit im Glas	Morgenland	Naturkostladen
Kalamata-Oliven (schwarz) in Salzlake	Rapunzel	Naturkostladen
Kürbiskerncreme	Eisblümerl	Naturkostladen
Manaki-Oliven (grün) in Olivenöl	Rapunzel	Naturkostladen
Möhren im Glas	Demeter	Naturkostladen
Mohnaufstrich	Eisblümerl	Naturkostladen
Olivenpaste	Rapunzel	Naturkostladen
Pfirsiche im Glas	Morgenland	Naturkostladen
Pfifferlinge im Glas	Alber	Naturkostladen
Pflaumen im Glas	Morgenland	Naturkostladen
Rote Bete, vorgekocht	*	Wochenmarkt, Bio-läden, Supermärkte

Fertiggericht	Hersteller	Wo erhältlich
Rotkohl, vorgekocht	*	Bioläden
Rukolapesto ohne Knoblauch	La Selva	Naturkostladen
Sauerkirschen im Glas	Morgenland	Naturkostladen
Sonnenblumen-kernmus	Monki	Bioladen
Steinpilze im Glas	Alber	Naturkostladen
Tahin (Sesampaste)	*	Reformhaus, Natur-kostladen
Tiefkühlgemüse natur, ohne Butter,	*	Bioläden,
Sahne und Knob-lauch		Supermärkte
Verde pesto ohne Knoblauch	La Selva	Naturkostladen

Sonstige Nahrungsmittel

Nahrungsmittel	Wertvolle Inhaltsstoffe
Algen (Nori, Wakame,	Jod, Kalzium, Eisen
Hijiki, Chlorella, Spirulina)	
Blütenpollen	Vitalstoffkonzentrat
Erdmandelflocken (Chufas Nüssli)	Ballaststoffe
Hanfsamen, geröstet	*
Kanne Brottrunk	*
Kürbiskerne	Magnesium, Eisen, Kupfer, Mangan

Nahrungsmittel	Wertvolle Inhaltsstoffe
Kürbiskernmus	*
Leinsamen, -schrot	Magnesium, Eisen, Mangan, Vitamin E
Mandeln	Kalzium, Magnesium, Eisen, Mangan, Vitamin E
Mandelmus	Kalzium, Magnesium, Eisen, Mangan
Mohnsamen	Magnesium, Eisen, Zink, Kupfer, Mangan
Ölsaatenmischung	*
Sesam	Kalzium, Magnesium, Eisen, Zink, Kupfer, Mangan
Sesamsalz (Gomasio)	Kalzium, Magnesium, Eisen, Zink, Kupfer, Mangan
Sonnenblumenkerne	Magnesium, Eisen, Zink, Kupfer, Mangan, Vitamin E
Sonnenblumenkernmus	Magnesium, Eisen, Zink, Kupfer, Mangan
Tahin (Sesammus)	Kalzium, Magnesium, Eisen, Zink, Kupfer, Mangan
Umeboshi-Aprikosen	*
Walnüsse (frische)	Magnesium, Mangan, Fluor

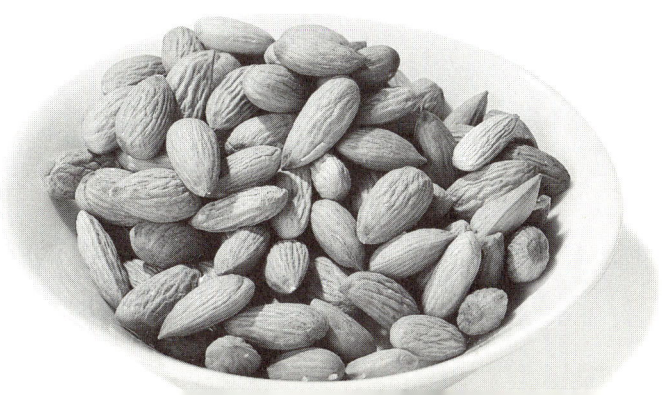

Öle

Öle	Wertvolle Inhaltsstoffe
Arganöl (auch geröstet)	ungesättigte Fettsäuren, Vitamin E
Leinöl	Omega-3-Fettsäuren, Vitamin E
Distelöl	ungesättigte Fettsäuren, Vitamin E
Hanföl	Omega-3-, Omega-6-, Omega-9-Fettsäuren
Haselnussöl (auch geröstet)	ungesättigte Fettsäuren, Vitamin E
Kürbiskernöl	ungesättigte Fettsäuren, Vitamin E
Maiskeimöl	ungesättigte Fettsäuren, Vitamin E
Mandelöl	ungesättigte Fettsäuren
Olivenöl	ungesättigte Fettsäuren, Vitamin E, Vanadium
Rapsöl, Rapskernöl	ungesättigte Fettsäuren, Vitamin E
Sesamöl (auch geröstet)	ungesättigte Fettsäuren, Vitamin E, Kalzium
Sonnenblumenöl	ungesättigte Fettsäuren, Vitamin E, Vanadium
Traubenkernöl	ungesättigte Fettsäuren, Vitamin E
Walnussöl	ungesättigte Fettsäuren, Vitamin E
Weizenkeimöl	ungesättigte Fettsäuren, Vitamin E

Empfehlenswerte Wässer

Wasser	Wo erhältlich
Lauretana	Naturkostläden, Reformhäuser
Mont Roucous	Reformhäuser
Plose-Wasser	Naturkostläden, Reformhäuser, Restaurants

Teesorten

Tee	Hersteller	Wo erhältlich
Abendtraum	Lebensbaum	Naturkostläden
Kräutertraum	Lebensbaum	Naturkostläden
Morgengruß	Lebensbaum	Naturkostläden
Haustee	Lebensbaum	Naturkostläden
Everstaler	Everstaler	Reformhäuser
24 Kräutertee Basen-Balance	Salus	Reformhäuser
Guten-Morgen-Tee	Sonnentor	Naturkostläden

Der Mythos von der Milch

Um noch einmal auf die Meinungsverschiedenheiten der Säure-Basen-Forscher über die Wertigkeiten der Nahrungsmittel zurückzukommen, möchte ich doch noch die Milch erwähnen. In vielen Tabellen finden wir die Milch als basisches Nahrungsmittel aufgeführt. Dies bezieht sich natürlich nur auf die Rohmilch, aber in der Regel kaufen wir pasteurisierte Milch. Alle pasteurisierten Produkte werden jedoch sauer verstoffwechselt. Nur Rohmilchprodukte wirken basisch.

Beim Basenfasten sind Milch und Milchprodukte nicht erlaubt, da sie pasteurisiert sind und tierisches Eiweiß enthalten. Der Entsäuerungseffekt tritt nur ein, wenn die Basenfastenwoche völlig frei von tierischem Eiweiß ist.

Das wollen viele Menschen einfach nicht wahrhaben. Ein chemischer Prozess wie das Pasteurisieren, verändert die Milch in ihrer Struktur und dadurch wird sie für den Organismus wertlos. Nahezu alle Milchprodukte, die wir kaufen können, sind pasteurisierte, auch Milchprodukte aus biologisch-dynamischer Landwirtschaft. So sieht es das deutsche Lebensmittelrecht vor. Genauer betrachtet ist Milch also gar nicht so gesund. Aber an nichts halten wir so verbissen fest wie an der Milch und deren Wert für unsere Gesundheit. Dabei muss einmal gesagt werden, was Milch eigentlich ist. Nur die Menschen und Tiere produzieren Milch, die gerade ein Baby haben, das sie ernähren müssen. Ist die Stillzeit vorbei, versiegt die Milch. Dann sind die Babys groß, haben Zähne und

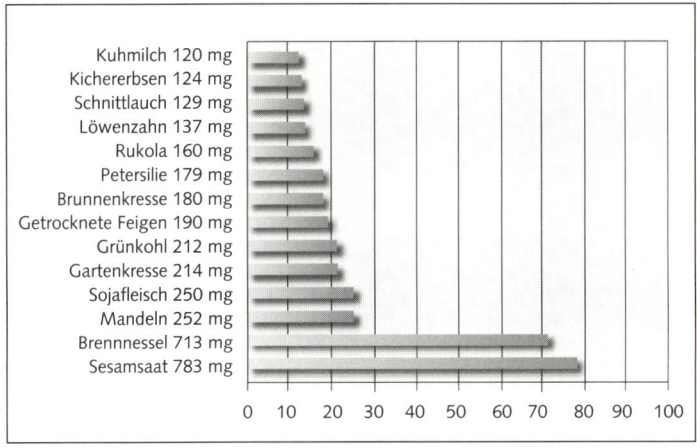

Kalziumgehalt in jeweils 100 g des angegebenen Lebensmittels

können etwas »Richtiges« essen. Die Natur hat das alles perfekt eingerichtet. Dass unsere Supermarktregale voll stehen mit Milchprodukten, die mit Farbstoffen, Antioxidanzien, Aromastoffen, Vitaminen, Spurenelementen, Laktobazillen und Zucker aufgemotzt sind, hat nun mit Gesundheit nicht das Geringste zu tun.

Und das wertvolle Kalzium? Hartnäckig hält sich das Gerücht, Milch sei unser wichtigster Kalziumlieferant und ohne Milchprodukte laufe man Gefahr, an Osteoporose zu erkranken. Angesichts des überaus hohen Konsums an Milchprodukten in Deutschland frage ich mich ernsthaft, warum Osteoroseerkrankungen weiter zunehmen. Menschen, die an Osteoporose erkranken sind vor allem eines: übersäuert! Auf diese Tatsache hat bereits Dr. med. Bruker in seinem Buch »Osteoporose – Dichtung und Wahrheit« hingewiesen. Und wie bekommen wir unser Kalzium? Schauen

Sie sich nur einmal die Lebensmitteltabellen an und Sie werden feststellen, wie viel Kalzium, Magnesium, Zink, Selen und vieles mehr in Gemüse und vor allem in Kräutern sind. Die Abbildung oben zeigt deutlich, dass die Milch längst nicht der wichtigste Kalziumlieferant ist.

Neuere Studien deuten darauf hin, dass Kalzium aus Gemüse und Kräutern vom Körper besser aufgenommen werden kann als aus der Milch.

Auch Getreide, vor allem Getreidesprossen, enthalten eine Menge Kalzium. Voraussetzung für eine optimale Kalziumversorgung ist eine wirklich ausgewogene, naturbelassene Kost, möglichst aus biologisch-dynamischem Anbau. Untersuchungen an Veganern haben ergeben, dass sie keineswegs Mangelerscheinungen aufweisen. Viele Menschen haben eine Milchallergie und/oder eine Laktoseintoleranz, ohne etwas davon zu wissen. Meist quälen sie sich seit Jahren mit Blähungen und Verdauungsbeschwerden und wissen nicht, dass sie durch die Milchallergie bedingt sind. Eine Laktoseintoleranz entsteht bei vielen Menschen erst mit zunehmendem Alter, da das Enzym Laktase seine Tätigkeit reduziert oder einstellt. Ältere Menschen können durch Mangel des Enzyms Laktase Milchprodukte oft nicht mehr vertragen.

Die gesunde Sprossenküche

Sprossen, vor allem die, die Sie selbst auf der Fensterbank ziehen, gehören mit zu den größten Vitamin- und Mineralienlieferanten, die wir kennen. Es gibt keine effektivere und billigere Methode, sich mit basischen Mineralien zu versorgen. Außerdem schmecken sie lecker und es geht so einfach! Als ich vor ungefähr 20 Jahren anfing, meine ersten Sprossen zu ziehen, gab es noch keine fertigen Keimboxen auf dem Markt. Ich habe damals

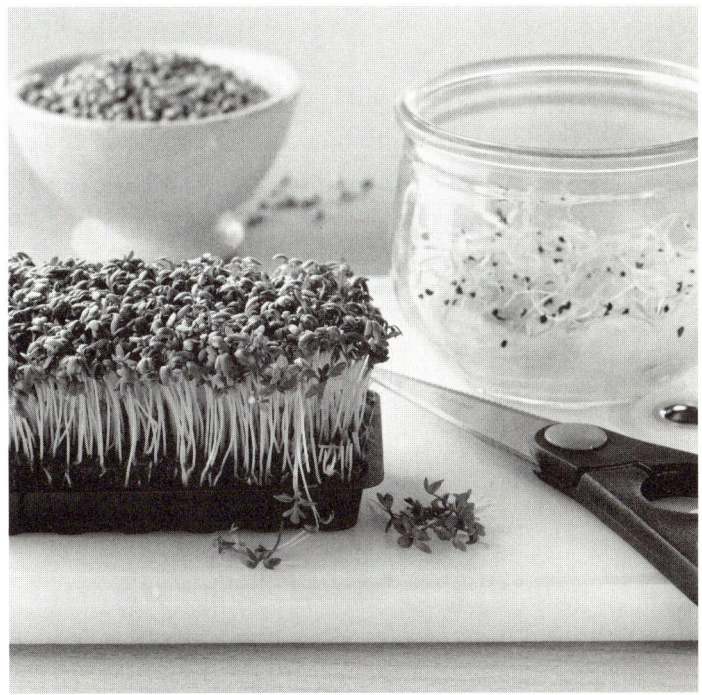

ein sauberes Marmeladenglas oder ein Weckglas genommen, die Keime einige Stunden mit Wasser in dem Glas eingeweicht und das Glas mit einem Einmachgummi und einem Fliegendraht (aus dem Haushaltswarengeschäft) verschlossen. Danach wurde das Glas so hingestellt, dass alles Wasser abfließen konnte. An den folgenden Tagen habe ich die Keime zweimal pro Tag mit Wasser gespült und das Wasser anschließend wieder abtropfen lassen. Nach etwa zwei Tagen zeigten sich die ersten Keime und nach drei bis fünf Tagen waren die meisten Sorten gut gekeimt.

Heute funktioniert es im Prinzip noch genau so, mit dem Unterschied, dass es eine Menge komfortabler Keimboxen, Sprossensets und dergleichen gibt. Auch gibt es jede Menge Sprossenmischungen, die leider nicht ganz billig sind. Die Alternative: Kaufen Sie Weizen, Kichererbsen, Mungobohnen oder was immer Sie keimen lassen wollen in normalen 250- oder 500-g-Packungen. Jedes Getreide ist keimfähig, vorausgesetzt, das Haltbarkeitsdatum ist noch nicht überschritten. Und was lässt sich am besten keimen? Im Prinzip jeder essbare Pflanzensamen – siehe Basometer Seite 71 f.

Nur reifes Obst ist basisch!

Obst ist gesund – das weiß jeder. Deshalb ist es gut, so oft wie möglich Obst zu essen. Aber das ist nur die halbe Wahrheit, denn beim Verzehr von Obst ist einiges zu beachten, damit es unserer Gesundheit dient. Zunächst einmal machen viele Menschen den Fehler, Obst zu jeder Tages- und Nachtzeit zu essen. Obst ist durch seinen hohen Wassergehalt ein sehr schnell verdauliches Lebensmittel und sollte deshalb nur auf leeren Magen gegessen werden. Wenn wir Obst am Ende einer Mahlzeit zu uns nehmen, bleibt es länger als nötig im Verdauungstrakt und führt so zu Gärungsprozessen, die unangenehm, ja sogar schmerzhaft sein können. Oft kommen dann die Patienten zu mir in die Praxis und klagen über ihre Blähungen, die verschwinden, sobald sie Obst nur noch auf leeren Magen essen.

Ein weiterer Punkt ist aber auch die Auswahl des Obstes:

> *Wählen Sie möglichst Obst aus der Region und gemäß der Jahreszeit – dann ist es meist auch reif, und das ist für die basische Wirkung entscheidend! Wann welche Obst- und Gemüsesorten reif sind, zeigt Ihnen der Saisonkalender auf Seite 86 f.*

Bedenken Sie bitte, dass alle Zitrusfrüchte unreif angeliefert werden und somit sauer wirken. Wer also angetan ist von Obst und gerne exotische Früchte isst, sollte vielleicht doch umdenken. Natürlich ist nichts dagegen zu sagen, hin und wieder eine Mango oder eine Ananas zu essen – sofern es Flugmangos oder Flugananas sind. Flugobst wird reif geerntet und per Flugzeug transportiert, daher ist es etwas teuer.

Welche Getränke sind beim Basenfasten erlaubt?

Beim Fasten kommt es vor allem darauf an, durch eine hohe Trinkmenge eine möglichst gute Durchspülung des Körpers zu erreichen. Dadurch können Stoffwechselgifte und Schlacken leichter und schneller den Körper verlassen. Entscheidend für einen guten Durchspülungseffekt ist neben der Trinkmenge auch die Qualität der Getränke.

Beim Basenfasten sind nur reines Quellwasser und verdünnte Kräutertees als Getränke erlaubt.

Damit wäre eigentlich schon alles über die Getränke während des Basenfastens gesagt, gäbe es nicht so viele Fehler, die immer wieder gemacht werden. Fangen wir doch damit an, was so alles als Getränk angesehen wird. Milch, Obst- und Gemüsesäfte sind Nahrungsmittel und damit keine Getränke. Kaffee nimmt eine Sonderstellung ein: Er ist ein Säurebildner und entzieht dem Körper Flüssigkeit.

Kaffee ist während des Basenfastens nicht erlaubt.

Jede Tasse Kaffee, die Sie trinken, muss als Minusbilanz gesehen werden. Was heißt das? Wenn Sie täglich 2 Liter Wasser und 0,25 Liter Kaffee trinken, dann ist es für Ihren Körper so, als hätten Sie nur 1,75 Liter Flüssigkeit zu sich genommen. Gesundheitlich bedenklich wird diese Bilanz, wenn wir uns anschauen, wie das Trinkverhalten vieler Menschen aussieht: 2–3 Tassen Kaffee, 1–3

Cola oder Limonade, ½ Flasche Mineralwasser. Die Bilanz ergibt: o Trinkmenge. Dazu kommt, dass Kaffee, Cola und Limonade Säurebildner sind. Wer längere Zeit so lebt, übersäuert seinen Organismus schon alleine dadurch.

Welches Wasser ist das beste?

Stilles Wasser ist nicht gleich stilles Wasser, denn es gibt geschmackliche und qualitative Unterschiede. Am besten fürs Basenfasten geeignet ist Wasser, das völlig frei von Kohlensäure ist und auch mineralienarm sein sollte. Trinken Sie möglichst reines Quellwasser, beispielsweise Mont Roucous und Lauretana – weitere siehe Seite 77. Sie können sich aber auch Wasser von Quellen abfüllen, die man vielerorts finden kann.

Die Qualität dieser Wässer ist immer besser als Leitungswasser. Vor dem Gebrauch von Leitungswasser möchte ich ohnehin warnen. Es wird zwar immer wieder von Stadtwerken der Nachweis gebracht, die Trinkwasserqualität sei gut, aber was heißt das? Eine Kontrolle des Trinkwassers kann immer nur das hergeben, was man auch sucht. Nach vielen Stoffen wird aber gar nicht gesucht. Wir wissen heute, dass sich in den aufbereiteten Trinkwässern eine Menge Schadstoffe befinden, so auch Arzneimittel und andere Chemikalien, die unserer Gesundheit nicht förderlich sind.

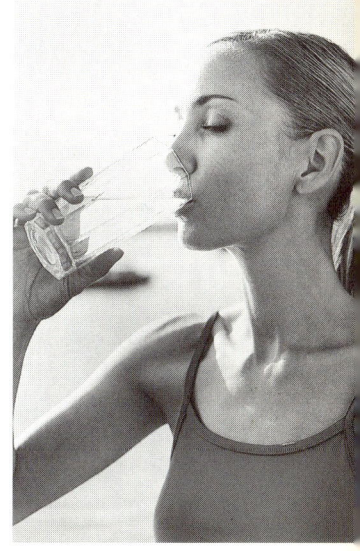

Saisonkalender Obst und Gemüse

GEMÜSE	JAN	FEB	MÄRZ	APRIL	MAI	JUNI	JULI	AUG	SEP	OKT	NOV	DEZ
Artischocken												
Auberginen												
Blumenkohl												
Bohnen (Busch- u. Stangen-)												
Brokkoli												
Chicorée												
Chinakohl												
Dicke Bohnen												
Eisbergsalat												
Endivien												
Erbsen, Zuckererbsen												
Feldsalat/Rapunzel												
Gemüsefenchel												
Gemüsepaprika												
Grünkohl												
Gurken, Salat-												
Kohlrabi												
Kopfsalat												
Kürbis												
Lollo rossa, L. Bionda												
Mangold												
Möhren												
Porree/Lauch												
Radicchio												
Radieschen												
Rhabarber												

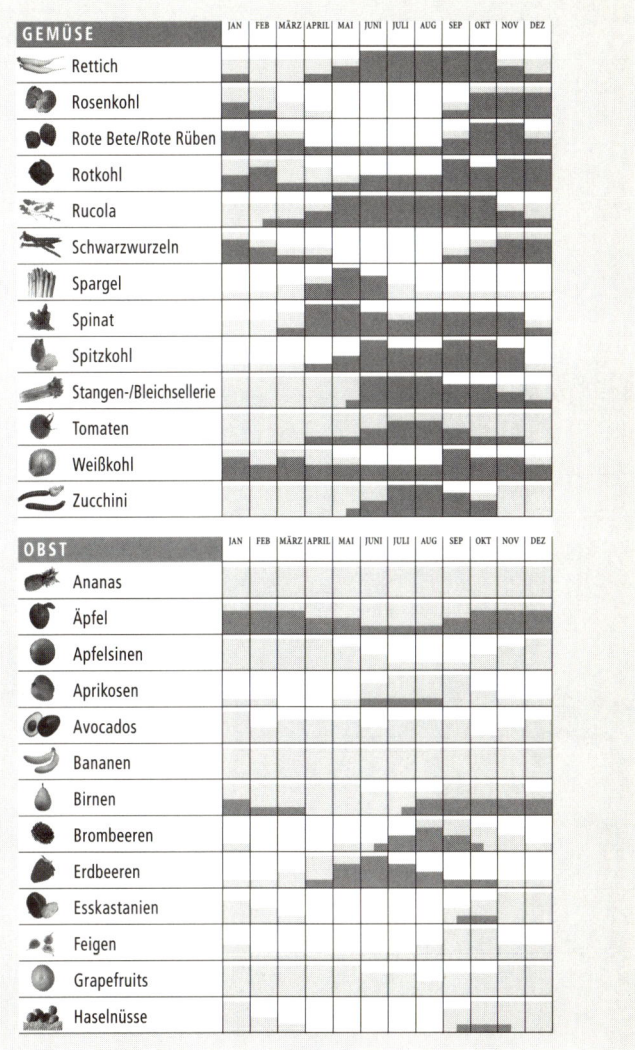

GEMÜSE	JAN	FEB	MÄRZ	APRIL	MAI	JUNI	JULI	AUG	SEP	OKT	NOV	DEZ
Rettich												
Rosenkohl												
Rote Bete/Rote Rüben												
Rotkohl												
Rucola												
Schwarzwurzeln												
Spargel												
Spinat												
Spitzkohl												
Stangen-/Bleichsellerie												
Tomaten												
Weißkohl												
Zucchini												

OBST	JAN	FEB	MÄRZ	APRIL	MAI	JUNI	JULI	AUG	SEP	OKT	NOV	DEZ
Ananas												
Äpfel												
Apfelsinen												
Aprikosen												
Avocados												
Bananen												
Birnen												
Brombeeren												
Erdbeeren												
Esskastanien												
Feigen												
Grapefruits												
Haselnüsse												

OBST	JAN	FEB	MÄRZ	APRIL	MAI	JUNI	JULI	AUG	SEP	OKT	NOV	DEZ
Heidelbeeren							■	■				
Himbeeren						■	■	■				
Holunderbeeren									■	■		
Johannisbeeren, rot						■	■					
Johannisbeeren, schwarz							■	■				
Kirschen, sauer						■	■					
Kirschen, süß						■	■					
Kiwis												
Litchis												
Mandarinengruppe												
Mangos												
Melonen												
Mirabellen, Renekloden							■	■				
Papayas												
Pfirsiche, Nektarinen							■	■				
Pflaumen, Zwetschen							■	■	■			
Preiselbeeren								■	■	■		
Quitten									■	■		
Stachelbeeren						■	■					
Tafeltrauben												
Walnüsse									■	■		
Wassermelonen												
Zitronen												

☐ Monate mit geringen Importen   ☐ Monate mit starken Importen   ■ Monate mit Angebot aus heimischem Anbau

© aid infodienst e. V., Bonn

Wenn gesagt wird, Leitungswasser habe Trinkwasserqualität, dann geht natürlich niemand von einer Trinkmenge von 3 Litern aus, denn der Durchschnittsbürger trinkt keine 3 Liter täglich! Für das Fasten gelten andere Regeln.

Nehmen Sie täglich 3 Liter Flüssigkeit zu sich. Während der Mahlzeiten sollten Sie nicht trinken, um die Verdauungssäfte nicht unnötig zu verdünnen.

Wichtiges über Kräutertees

Beim Fasten werden gerne verdünnte Kräutertees empfohlen. Das hört sich sehr einfach an, ist es aber leider nicht. Kräuter, die zu Teemischungen verarbeitet werden, haben eine Wirkung in unserem Organismus, meist eine Heilwirkung. Aber natürlich hängt jede Wirkung auch von der Dosis ab, und so kann eine Tasse Tee eine Heilwirkung haben, während 3 Liter davon bereits eine Überdosierung darstellen und sogar zu Vergiftungserscheinungen wie Übelkeit, Erbrechen, Kreislaufbeschwerden führen können. Selbst ein stark verdünnter Tee kann, wenn er hochwirksame Kräuter enthält, solche Wirkungen entfalten. Während meiner jahrelangen Tätigkeit in Apotheken habe ich viele Kräuter und deren Heil- und Giftwirkungen kennengelernt. Auch habe ich erlebt, dass Gütezeichen wie »arzneibuchgeprüft« keinesfalls eine Garantie dafür sind, dass eine Heilpflanze keine Pestizide enthält. Eine Prüfung auf Pestizide und deren Rückstände ist in den Prüfungsvorschriften des Deutschen Arzneibuches nicht vorgesehen. Das gilt für Kräutertees aus Teeläden und Supermärkten, aber auch für Teemischungen aus kontrolliert biologischem Anbau.

Ich habe im Laufe der Zeit eine Menge verschiedener Tees ausprobiert und bin auf einige Kräuterteemischungen gestoßen, die als Fastengetränk gut geeignet sind. Insbesondere bei der Firma Lebensbaum habe ich zwei Tees gefunden, die auch bei Genuss von 3 und mehr Litern am Tag gut vertragen werden.

Als Fastengetränk gut geeignet sind die Tees »Morgengruß« und »Abendtraum« der Firma Lebensbaum.

Aber auch andere Kräutertees sind geeignet, Sie dürfen jedoch weder Rooibos noch grünen Tee, Früchte oder deren Teile und/oder Aromastoffe enthalten.

In den vergangenen Jahren sind neue Teesorten und Teemischungen wie Pilze aus dem Boden geschossen. Wie Modewellen überrollen sie den Markt und preisen ihre Heilwirkungen an. Ich bin stets vorsichtig und kritisch mit neuen Heilmitteln, auch wenn es sich dabei »nur« um Kräuter handelt, denn es fehlt meist die jahrelange Erfahrung über ihre Wirkungen und Nebenwirkungen. Eine dieser neuen Teesorten ist Rooibos – er ist so »en vogue«, dass man fast Rufmord begeht, wenn man auf seine Nebenwirkungen hinweist. Er ist dennoch während der Fastenwoche absolut verboten! Fast täglich drückt mir jemand eine neue Teesorte in die Hand, sei es Mondphasentee, Abendtee oder Frauentee – immer enthalten sie Rooibos oder zumindest Aromastoffe.

Rooibos und Aromastoffe sind beim Basenfasten tabu!

info **Diese Tees sind während des Basenfastens verboten**

- Früchtetees
- Kräutertees, die Früchte oder deren Teile enthalten
  (Apfelstücke, Orangenschalen, Hagebutten)
- Rooibostee (= Rotbuschtee)
- Schwarzer Tee
- Reiner Pfefferminztee
- Tees mit Aromastoffen

Daher ist es besser, auf bewährte und altbekannte reine Kräuterteemischungen zurückzugreifen, als Experimente auf Kosten der
eigenen Gesundheit zu machen.

Bedenken Sie bitte: Jede Pflanze, jedes Kraut hat eine bestimm-
te Wirkung, die viele Pflanzen zu Heilpflanzen werden lässt. Manche Heilpflanzen sind sehr stark in ihrer Wirkung, so dass es nicht
empfehlenswert ist, große Mengen davon zu trinken. So wissen
wir, dass die beliebte Pfefferminze bei übermäßigem Gebrauch
die Schleimhäute reizen kann, da sie eine hohe Konzentration
an ätherischen Ölen besitzt. Natürlich ist nichts gegen eine Tasse Pfefferminztee zu sagen, aber es ist nicht günstig, gleich 2 Liter
davon zu trinken, schon gar nicht, wenn der Tee konzentriert ist.
Jeder Kräutertee, von dem Sie mehr als eine Tasse pro Tag trinken,
sollte stark verdünnt sein. Auch Früchtetees reizen die Schleimhäute und sind zudem stark säurebildend.

Ich gehe deshalb so ausführlich auf diese Thematik ein, weil es

info **Teezubereitung**

Auf 1 Liter heißes Wasser (Quellwasser) 2–3 g Tee oder 1 Filterbeutel; 5–7 Minuten ziehen lassen.

Kräutertee im Filterbeutel ist für Berufstätige sehr praktisch und unkompliziert. Leider werden die Kräuter für die Filterbeutel so klein geschnitten, dass sie ihr Aroma recht schnell verlieren.

immer wieder Fehler und Unklarheiten über die Art und Weise der Getränke während des Fastens gibt. Während ich diese Zeilen schreibe, begleite ich gerade wieder einen Basenfastenkurs und habe gerade heute eine meiner leidlichen Erfahrungen mit falschen Getränken während des Fastens erleben müssen. Eine Kursteilnehmerin berichtete mir, dass sie am Ende des ersten Fastentages mit Übelkeit und Erbrechen reagierte, nachdem sie 3 Liter Kräutertee getrunken hatte. Sie brachte mir die Packung mit und es stellte sich heraus, dass ihr ein anderer Tee verkauft wurde, als ich empfohlen habe. Dieser Tee war auch ein »Guten-Morgen-Kräutertee«, bestand aber aus Rooibos, Früchtepulver, Pfefferminzpulver und Aromastoffen. Und das passierte, obwohl ich stets eine Einkaufsliste

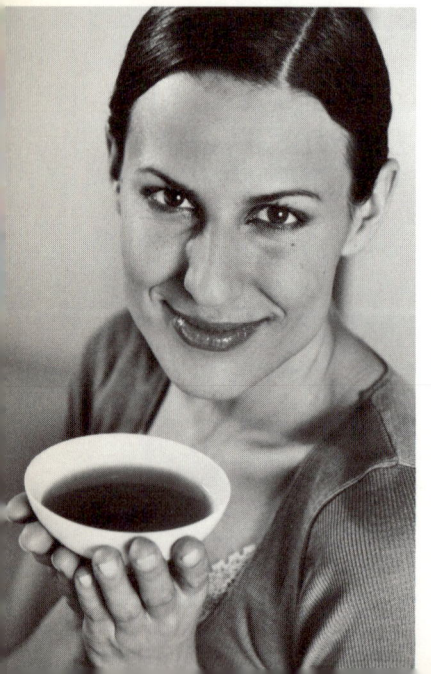

mit den empfohlenen Getränken verteile und an einem Einführungsabend ausdrücklich darauf hinweise, dass nur Wasser und verdünnte, von mir empfohlene Kräuterteemischungen getrunken werden dürfen!

Bevor Sie nun mit dem Basenfasten beginnen, lesen Sie bitte aufmerksam die 10 Wacker-Regeln auf den Seiten 94–97 durch, damit Sie möglichst viel vom Basenfasten profitieren.

Vorbereitung und Einkauf

Wenn Sie sich nun entschlossen haben, Basenfasten einmal auszuprobieren, dann können Sie gleich mit dem Fasten beginnen, nachdem Sie das Programm durchgelesen haben. Ein Entlastungstag ist nicht nötig, da sie während der gesamten Fastenzeit Nahrungsmittel zu sich nehmen dürfen. Je nachdem, wie Ihre Ernährung bislang zusammengesetzt war, wird es Ihnen den Einstieg ins Basenfasten erleichtern, wenn Sie sich ein bis zwei Tage davor überwiegend basisch ernähren:

Nehmen Sie bereits 2 Tage vor dem Basenfasten überwiegend basische Kost zu sich, das heißt: Wenn Sie täglich drei Mahlzeiten essen, sollten zwei davon rein basisch sein.

Aus der Einkaufsliste können Sie entnehmen, was Sie zum Basenfasten auf jeden Fall benötigen.

Das Basenfasten-Programm ist bewusst so gehalten, dass Sie

Gut zu wissen

Die 10 goldenen Wacker-Regeln

Basenfasten nach Wacker ist mehr als nur »Obst-und-Gemüse-Essen«. Es kommt dabei vor allem auch auf das »Wie« und auf das »Wann« an. Deshalb lege ich Ihnen die folgenden Regeln besonders ans Herz. Sie sind für den Erfolg des Basenfastens entscheidend.

1 Essen Sie Rohkost nur, wenn Sie diese vertragen

Dass Rohkost gesund ist, weiß jeder. Wenn Sie Rohkost aber nicht gut verdauen können, dann belastet das Ihren Darm, und das ist nicht gesund. Achten Sie deshalb genau auf Ihren Körper: Wenn Sie oft mit Blähungen oder Schmerzen auf Rohes reagieren, dann sollten Sie die Gemüse lieber schonend dünsten. Wenn Sie unempfindlich sind, dann können Sie rohes Obst und Gemüse nach Herzenslust – bis 14 Uhr – verzehren.

2 Essen Sie Rohkost nur bis 14 Uhr

Und damit folgt die 2. Wacker-Regel: Nach 14 Uhr behindert Rohkost die Leber bei ihren internen Stoffwechselarbeiten und ist dadurch schwerer verdaulich. Gesunde merken das nicht direkt. Darmempfindliche spüren das jedoch in Form von Blähungen, Verstopfung oder Durchfall. Essen Sie Obst immer nur auf nüchternen Magen – also zum Frühstück.

3 Essen Sie nach 18 Uhr nichts mehr

Was nach 18 Uhr gegessen wird, landet auf den Hüften und überfordert die Leber. Der interne Stoffwechsel der Leber ist in der Nacht besonders aktiv und sorgt, wenn er nicht durch zusätzliche Mahlzeiten gestört wird, nachts für die Entgiftung. So arbeitet Ihr Körper für Sie, während Sie schlafen.

4 So naturbelassen wie möglich

Da beim Erhitzen Vitalstoffe verloren gehen, ist es wichtig, dass Sie Ihre Gemüsegerichte besonders schonend zubereiten. Lassen Sie Gemüse nie ganz weich werden, und braten Sie nicht zu viel. Am schonendsten können Sie Gemüse in einem »Gemüsedämpfer« zubereiten. Das ist ein Edelstahltopf mit einem Siebeinsatz, in dem das Gemüse nicht im Wasser liegt, sondern nur durch den Dampf gegart wird. Das schont die Vitalstoffe und erhält dadurch das volle Gemüsearoma. Und: Es geht ganz schnell.

5 Essen Sie nicht zu viel

Die Faustregel heißt: Essen Sie so wenig wie möglich und nur so viel wie nötig! Und wenn es noch so basisch ist – zu viel ist immer ungesund. Versuchen Sie langsam und bewusst zu essen, und kauen Sie sehr gründlich. Auf diese Weise verhindern Sie, dass Sie Ihr Essen hinunterschlingen und nicht merken, wann Sie eigentlich schon satt sind. Ich schreibe nicht vor, wie viel Sie essen, denn eines der Basenfastenziele ist, dass Sie Ihre Wohlfühlessmenge selbst herausfinden. Wenn Sie das schaffen, dann wird Basenfasten für Sie zu einem echten Gesundheitserlebnis.

6 Keine wilden Mischungen

Simplify your life – das sollte auch für die Küche gelten. Je weniger Nahrungsmittel Sie mischen, umso intensiver können Sie den Geschmack der Zubereitung erleben. Das ist ein anderer Kick für die Geschmacksnerven – der pure Geschmack der Natur. Deshalb: Verwenden Sie pro Mahlzeit möglichst nur zwei oder drei Obst- oder Gemüsesorten.

7 Verwenden Sie Gewürze sparsam

Wenn Sie zu stark würzen, irritieren Sie damit Ihre Geschmacksnerven – das lässt Sie unter anderem das Gefühl für Sättigung verlieren. Das ist auch der Grund, weshalb ich den intensiven Knoblauch trotz seiner vielfältigen Gesundheitswirkung beim Basenfasten nicht empfehle. Knoblauch übertönt durch die enthaltenen Sulfide jeden Gemüsegeschmack.

Kräuter – vor allem frische Kräuter – sind die optimalen Würzmittel. Würzen Sie Ihre Speisen zunächst mit Kräutern, und schmecken Sie dann mit Meersalz oder einem anderen Salz ab. So halten Sie den Salzverbrauch niedrig. Kräutersalzmischungen sind ebenfalls empfehlenswert. Auch frische Sprossen dienen der Geschmacksverfeinerung.

8 Essen Sie nur die basischen Lebensmittel, die Sie mögen

Gehen Sie auf den Wochenmarkt, lassen Sie sich von den verlockenden Obst- und Gemüseangeboten der Saison verführen, und kaufen Sie aus dem Bauch heraus die Sorten, auf die Sie spontan Lust haben. Mir geht es meist so: Ich stelle mir zu Hause ein leckeres Gemüsegericht vor, finde dann aber genau diese Gemüsesorte auf dem Markt nicht so frisch vor wie in meiner Vorstellung. Dafür liegt daneben ein anderes Gemüse, das mich sehr anspricht – welches ich dann schließlich kaufe.

9 Essen Sie mehr Gemüse als Obst – und zwar nur reifes

Nur reifes Obst und Gemüse wird basisch verstoffwechselt! Dies ist einer der Gründe, weshalb ich die Gemüse- und Obstsorten der Saison vorziehe. Sie finden hinter meinen Rezepten jeweils einen Hinweis, zu welcher Jahreszeit das Rezept passt. Unreifes kann bei Menschen mit empfindlichem Magen und Darm leicht zu Blähungen und Schmerzen führen. Achten Sie auch darauf, dass Sie deutlich mehr Gemüse als Obst essen – zu viel Obst kann ebenfalls zu Blähungen führen, und es macht nicht lange satt. Generell gilt: 20% Obst – am besten zum Frühstück – und 80% Gemüse.

10 Kauen Sie gründlich

Gut gekaut ist halb verdaut und macht schneller satt. Gründlich kauen, das heißt ein 2 cm dicker Apfelschnitz sollte mindestens 30-mal gekaut werden. Wenn Sie das schaffen, dann verbessern Sie damit Ihre Verdauung – deshalb: üben!

nicht vorgeschrieben bekommen, welches Obst oder welches Gemüse Sie an welchem Tag essen sollen. Wichtig ist, dass Sie aus der vorgegebenen Auswahl an basischen Nahrungsmitteln das aussuchen, auf das Sie spontan Appetit haben. Das Fastenprogramm enthält somit Ratschläge, wie Sie die einzelnen Mahlzeiten sinnvoll im Sinne des Basenfastens gestalten können. Eine große Auswahl an möglichen Rezepten finden Sie ab Seite 138.

Speiseplan für das Basenfasten

Frühstück

- Wasser, Kräutertee oder frisch gepresster Obst- oder Gemüsesaft – Rezepte siehe Seite 139 f.
- Für den kleinen Hunger: ein bis zwei Obstsorten der Saison ganz oder als Obstsalat – siehe Seite 139
- Für die ganz Hungrigen: ein »basisches Müsli« – siehe Seite 140

Wenn Sie Obst nicht mögen oder nicht vertragen, empfehle ich eine warme Gemüsebrühe zum Frühstück.

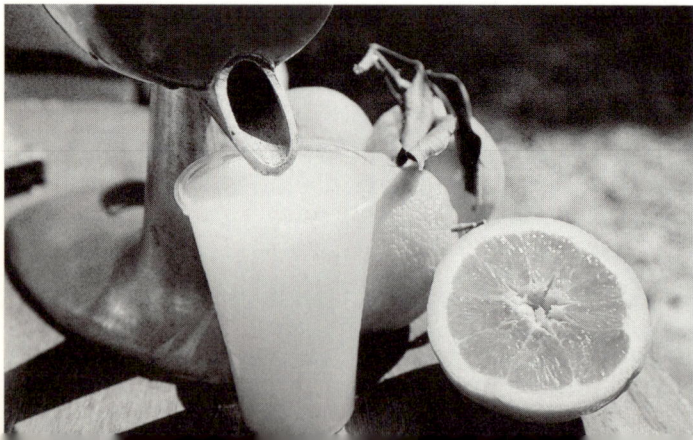

Gut zu wissen

Einkaufsliste für Ihre Basenfastenwoche

- Reines Quellwasser ohne Kohlensäure in ausreichender Menge – Sie benötigen 2,5 bis 3 Liter pro Tag!
- Reine Kräutertees – achten Sie darauf, dass sie keinen grünen oder schwarzen Tee, keine Früchte, kein Mate und kein Rooibos enthalten.
- Kaltgepresstes Öl (Oliven-, Sonnenblumen- oder anderes Öl)
- Zitronen
- Gomasio (= Sesamsalz)
- Gemüsebrühe als Würfel oder in der Dose
- Sprossenmischungen zum Keimen oder fertig gekeimte Sprossen vom Wochenmarkt
- Frische Kräuter der Saison
- Obst, Salat und Gemüse der Saison
- Kartoffeln
- Glauber-Salz zur Darmentleerung oder ein Irrigator, wenn Sie Einläufe machen wollen (gibt es jeweils in der Apotheke)
- Basenbad (Apotheke)

Zwischenmahlzeit

Probieren Sie zunächst einmal, ob nicht vielleicht eine Tasse heißes Wasser den Hunger vertreibt. Wenn Sie der Hunger danach noch plagt, sind folgende »Snacks« erlaubt:

- einige Mandeln oder frische Walnüsse (keine anderen Nüsse!), Trockenobst oder 1–2 Teelöffel Mandelmus
- einige Oliven

Mittagessen
- Für den kleinen Mittagshunger: bunter Rohkostsalat (Seite 145 ff.) oder Gemüsecarpaccio (Seite 168 f.)
- Für die Hungrigen: Gemüsebrühen oder Gemüsesuppen und gedämpftes Gemüse – siehe Seite 171ff.

Zwischenmahlzeit
Bitte nicht vergessen: reichlich Wasser bzw. Kräutertee trinken! Wenn Sie der Hunger danach noch plagt, sind die gleichen »Snacks« wie vormittags erlaubt.

Abendessen
- Eine warme Gemüsebrühe oder -suppe – siehe Seite 171 ff.
- Gedünstetes Gemüse – Rezepte ab Seite 179

Denken Sie daran, dass Sie nach 18 Uhr nichts mehr essen sollten.

DARMREINIGUNG WÄHREND DES BASENFASTENS

Neben 100% basischer Ernährung ist die Darmreinigung ein weiterer essenzieller Bestandteil des Basenfastens.

Ist Darmreinigung beim Basenfasten wirklich nötig? »Wenn ich faste, wird der Körper schon genügend entlastet, da muss ich doch den Darm nicht zusätzlich reinigen!« – »Ich habe jeden Tag Stuhlgang, meine Verdauung ist hervorragend, das genügt doch sicher!« Solche und ähnliche Argumente höre ich immer von den Teilnehmern meiner Fastenwoche. Leider machen sich viele Menschen ein völlig falsches Bild von dem Zustand ihrer Verdauungsorgane. Die Tatsache, dass jemand täglich Stuhlgang hat, heißt noch lange nicht, dass der Darm dabei optimal entleert worden ist. Die meisten Därme sind zu träge und entleeren sich nur teilweise, so dass Reste im Darm verbleiben, die im Laufe der Zeit zu Ablagerungen und Verklebungen führen. Durch Fasten alleine lösen sich diese Ablagerungen nicht. Deshalb ist es notwendig, den Darm zu reinigen.

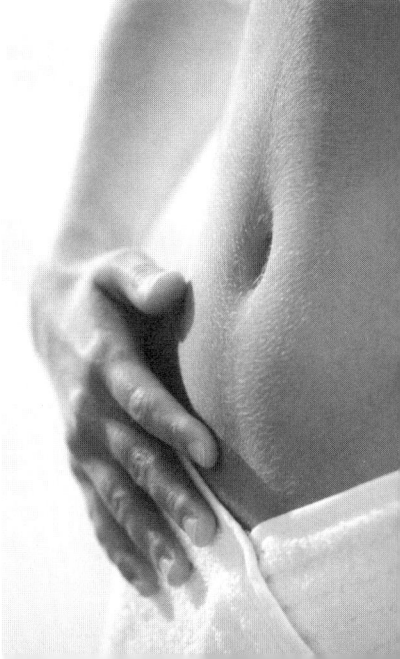

Während der Fastenwoche steht der Stoffwechsel nicht still. Es ist vielmehr so, dass der Stoffwechsel durch Fasten meist enorm angeregt wird. Auch eine Heilkostkur wie das Basenfasten regt den Stoffwechsel an. Jede Ernährungsumstellung, die eine Entlastung für den Körper darstellt, regt ihn an, »Liegengebliebenes« im Bindegewebe aufzuarbeiten. Das »Liegengebliebene« sind dabei die Übermengen tierisches Eiweiß und sonstige »Zuviels«, die sich bei »normaler« Kost im Laufe der Zeit ansammeln. Aber auch andere Ablagerungen wie Umweltgifte und Giftstoffe von Viren und Bakterien gehören dazu. Es bietet sich folglich an, unseren Stoffwechsel bei seinem Versuch, sich der Belastungsstoffe zu entledigen, behilflich zu sein. Was wäre da besser, als den Darm zu reinigen durch eine Spülung mit Wasser, wie wir es auch mit der Haut machen, um sie von Schmutz und Talg – übrigens auch ein Stoffwechselprodukt – zu befreien.

Dazu kommt noch, dass heutzutage kaum ein Darm mehr über seine ganze Länge – immerhin sprechen wir von 6–7 Metern – gleich gut arbeitet. Therapeuten, die Darmmassagen durchführen, wissen, dass der Dickdarm Reflexzonen aufweist, die den Fußreflexzonen ähnlich sind. Jeder Abschnitt des Dickdarmes entspricht so einer bestimmten Körperregion bzw. einem Organ. Hat jemand beispielsweise Asthma, so wird bei der Darmmassage die Dickdarmregion im Querdarm, die gleichzeitig Reflexzone für die Bronchien ist, schmerzhaft reagieren. Wird diese Massage während einer Darmspülung durchgeführt, so führt die Massage der Reflexzone meist auch zu einer spontanen Darmentleerung.

Gesundheitsprobleme führen also zu einer Stuhlzurückhaltung an der jeweiligen Reflexzone. Wer fasten möchte und irgendein chronisches oder akutes Leiden hat – sei es Verstopfung, Migräne, Heuschnupfen oder was auch immer – tut gut daran, den Darm während des Fastens regelmäßig zu reinigen. Ich sage bewusst reinigen und nicht entleeren. Diese Begriffe stellen keineswegs dasselbe dar. Mit einer Darmentleerung ist meist nur die Enddarmentleerung gemeint, wie sie etwa mit einem Klistier oder mit einem Abführzäpfchen gemacht werden kann.

Eine Darmreinigung dagegen ist die vollständige Entleerung und Ausspülung des gesamten Dickdarmes. Der Darm sollte während einer Fastenkur, auch während des Basenfastens, alle zwei bis drei Tage gereinigt werden, um eine optimale Entlastung des Stoffwechsels zu erreichen.

Darmreinigung mit Glauber-Salz

Die wohl bekannteste Art und Weise, während einer Fastenkur den Darm zu entleeren, ist das »Glaubern«. Glauber-Salz ist chemisch gesehen Natriumsulfat (Natrium sulfuricum), benannt nach Johann Rudolf Glauber (1604–1670), der es zuerst aus Kochsalz und Schwefelsäure herstellte. Für viele Menschen ist es einfach nur ein scheußlich schmeckendes, weißes Salz mit meist durchschlagender Wirkung. Viele Menschen schwören auf Glauber-Salz als Abführmittel. Generell ist nichts dagegen einzuwenden, wenn Sie Ihren Darm unbedingt mit Glauber-Salz reinigen wollen – Sie sollten dabei aber einige »Spielregeln« beachten.

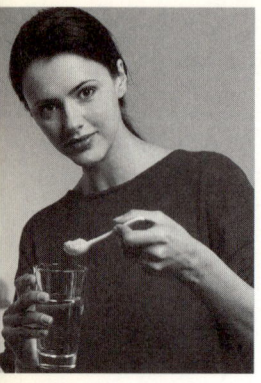

So wird »geglaubert«

40 g Glauber-Salz in ½ Liter Wasser auflösen, etwas Zitronensaft dazugeben und langsam trinken. Danach vermindert das Trinken von reichlich Wasser oder Kräutertee den Salzgeschmack. Innerhalb von 1–3 Stunden sollte eine gründliche Darmentleerung erfolgen. Ist dies nicht der Fall, dann können Sie den Vorgang am folgenden Tag wiederholen oder einen Einlauf (Seite 108 ff.) machen.

Glauber-Salz reizt die Darmschleimhäute und sollte von Menschen mit empfindlichem Darm nicht genommen werden.

Kräuterkuren

Auch durch Einnahme von Kräutern kann der Darm gereinigt werden.

Die Gray-Kur

Die Gray-Kur, von Robert Gray vor einigen Jahren in den USA entwickelt, ist eine mehrstufige Darmsanierungskur. Robert Gray ging davon aus, dass die meisten unserer heutigen Nahrungsmittel sehr schleimbildend wirken, er nannte solche Nahrungsmittel Mukoidbildner (lat. Mucos – der Schleim). Dabei sieht er die Schleimbildung vor allem in den tierischen Nahrungsmitteln, also

Fleisch, Wurst, Käse und andere Milchprodukte. Mit dieser Ansicht ist er in bester Gesellschaft, denn auch Prof. Ehret spricht in seinem Buch »Die schleimfreie Kost« schon von der Verschleimung durch übermäßigen Genuss tierischer Produkte und die daraus resultierenden Krankheiten. Robert Gray vertritt die Ansicht, dass der Darm durch diese Schleimbildner übermäßig belastet wird, und entwickelte seine Darmreinigungskur aus Kräutern, die in der Lage sind, Schleim abbauend zu wirken. Er nannte diese Heilpflanzen mukoaktive Heilpflanzen. Seine Kur besteht aus drei Bausteinen:

- den Reinigungstabletten aus verschiedenen Kräutern wie Irisches Moos, Rosmarin und Spitzwegerich,
- dem Massebildner aus Flohsamen und Zwiebel,
- einer täglichen 5-minütigen Bürstenmassage.

Dazu kommt die Einnahme einer speziellen Laktobazillennahrung, die ebenfalls Zwiebel, aber auch Spirulina und Löwenzahn enthält. Das Prinzip der Kur ist, durch eine geeignete Zusammenstellung von Heilpflanzen und anderen Heilsubstanzen die Entgiftung des gesamten Organismus über den Darm anzuregen. Dies geschieht durch Stoffe, die in der Lage sind, Gifte zu binden, wie Bentonit und andere Heilerden dies tun, und Pflanzen, die entschleimend wirken. Andere Pflanzen wirken als Massebildner, um die Peristaltik (die Muskelbewegung) des Darmes anzuregen. Wieder andere Pflanzenbestandteile wirken entgiftend auf Leber und Nieren. Die zusätzliche Gabe von Laktobazillennahrung soll die Aktivität der sogenannten darmfreundlichen Bakterien, der Laktobazillen, anregen und damit das Darmmilieu verbessern.

Die Kräuterkur »Europa«

Der hohe Gehalt an Zwiebeln bei der originalen Gray-Kur ist für einige Menschen unangenehm und oft sogar unverträglich. Ich kenne aber auch viele Menschen, die auf diese Kur schwören. Ich persönlich bin, was die Herkunft von Kräutern für solche Reinigungskuren angeht, immer sehr kritisch. Das mag an meiner langjährigen Apothekenerfahrung liegen.

Alle Produkte, deren Herkunft nicht ausdrücklich als biologisch oder biologisch-dynamisch angegeben ist, stammen aus konventionellem Anbau und sind pestizidverseucht, bestrahlt oder anderweitig behandelt.

Staatliche Kontrollen, mit denen Herstellerfirmen oft prahlen (besonders, wenn es sich um amerikanische Kontrollen handelt), sind kein Hinweis auf einen ungiftigen Anbau! Als ein guter Freund und Kollege vor einigen Jahren begann, die Gray-Kur in Deutschland bekannt zu machen, bat ich ihn, die genaue Herkunft dieser Kräuter zu hinterfragen. Es stellte sich heraus, dass einige davon tatsächlich bestrahlt und begast werden. Er machte sich daraufhin auf die Suche nach Kräutern aus kontrolliert biologischem Anbau, Wildsammlungen, und entwickelte die Kräuterkur »Europa« – sozusagen eine Europa-Gray-Kur. Er reduzierte den Zwiebelgehalt und ist mit den Ergebnissen sehr zufrieden.

Wer eine solche Kur machen möchte, muss sich im Klaren darüber sein, dass er über einen Zeitraum von mehreren Wochen eine Menge Kräutermischungen einnimmt, die nicht unbedingt dazu geeignet sind, die Geschmacksnerven zu verwöhnen. Ansonsten ist dies eine wirksame Kurmethode.

Das Clean-me-out-Programm

Der amerikanische Arzt Richard Anderson hat dieses Darmreinigungsprogramm zusammen mit dem indianischen Medizinmann »Weiße Medizin-Krähe« aus Kräutern, die sie in der nordamerikanischen Bergwelt gefunden haben, zusammengestellt.

Das Clean-me-out-Programm ist eine Darmreinigungskur,
die auf den gleichen Prinzipien basiert wie die Gray-Kur
und die Europa-Kräuterkur.

Auch hier gibt es eine Kräutermischung, »Chomper« genannt, die lösende und entschleimende Wirkung hat. Eine weitere Kräuterkombination, »Herbal Nutrition«, enthält Vitamine, Mineralien, Spurenelemente, Enzyme und Aminosäuren. Eine dritte Komponente ist ein Shake aus Flohsamenpulver und Lava-Heilerde – beide binden Darmablagerungen und fördern somit das Herauslösen von Giftstoffen aus dem Darm. Über die Herkunft dieser Kräuter und Heilerden bezüglich der Reinheit und Qualität habe ich bislang keine näheren Informationen. Ich höre immer wieder von erstaunlichen Reinigungserlebnissen, vor allem, wenn man parallel dazu fastet.

Es gibt natürlich auch andere Darmreinigungskuren mit Kräutern, und es werden immer wieder neue auf den Markt kommen. Ich habe mich hier auf die wichtigsten beschränkt. Ich persönlich würde keine Kur durchführen, die über mehrere Wochen die Einnahme einer Menge von Kräutern erfordert, deren Herkunft ich nicht kenne. Das muss natürlich jeder für sich selbst entscheiden.

Einläufe

Eine weitere Möglichkeit, den Darm zu reinigen, sind Einläufe (Klistiere) mit warmem Wasser. Diese Methode, den Darm zu reinigen, ist so alt wie die Medizin selbst, denn es war Imhotep, der erste Arzt, den die Weltgeschichte kennt, der in Ägypten bereits Einläufe im Zusammenhang mit Fastenkuren verordnete. Die Geschichte der Einläufe ist somit die Geschichte des Fastens. Schon immer wussten die Menschen, dass es der Gesundheit und

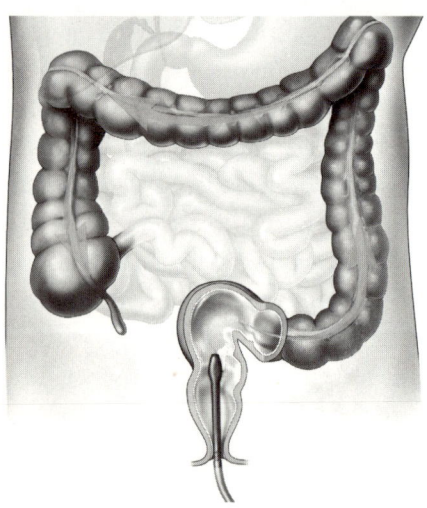

der geistigen Klarheit dienlich ist, von Zeit zu Zeit zu fasten und sich den Darm reinigen zu lassen. Ob Imhotep, Hippokrates oder der große Naturheilarzt Paracelsus – Einläufe waren stets fester Bestandteil ihrer Therapien. Und das nicht ohne Grund. Man wusste, dass eine Reinigung die Grundlage jeder erfolgreichen Behandlung ist. Die Einläufe wurden teilweise mit Wasser, mit Kaffeesatz, mit Gerstenschleim, Eselsmilch und vielen anderen Substanzen durchgeführt. In Rankkürbissen, Kuhhörnern, aber auch mit Blasrohren wurden Einläufe verabreicht.

Heute macht man Einläufe mit Irrigatoren, das sind runde Plastikbehälter, die meist 2 Liter Flüssigkeit aufnehmen können. Es gibt auch faltbare Reiseirrigatoren, die sich auf Reisen sehr nützlich erweisen, um bei einer Lebensmittelvergiftung den Darm zu entlasten. Ich habe immer einen dabei, falls ein Familienmitglied sich bei ungewohnter Kost im Ausland den Magen verdirbt. Neben Irrigatoren gibt es auch Klistiere, Klistierspritzen und Einmalklistiere (Klysmen) auf Arzneimittelbasis. Diese sind zur Darmreinigung nicht geeignet, da mit den wenigen Milliliter Flüssigkeit lediglich ein Entleerungsreiz auf den Enddarm ausgeübt und damit keine Durchspülung des gesamten Dickdarmes erreicht wird. Um den Darm wirklich zu reinigen, ist es nötig, den gesamten Dickdarm zu spülen. Dies ist bei sachgemäßer Durchführung eines Einlaufs möglich.

So wird's gemacht

Füllen Sie den Irrigator mit 2 Liter Wasser, das eine Temperatur von 36–37 °C haben sollte. Legen Sie sich in Ihrem Badezimmer auf die linke Seite auf den Boden. Als Unterlage nehmen

Sie ein Handtuch. Fetten Sie das Einführrohr mit etwas Vaseline oder einer anderen unparfümierten Fettcreme ein, führen Sie das Einführrohr etwa 5 cm in den After ein, und öffnen Sie den Zulaufhahn des Irrigators. Das Wasser läuft nun langsam in den Enddarm und von dort aus weiter in den gesamten Dickdarm.

Wenn Sie noch nie Einläufe gemacht haben, kann es sein, dass Sie nur wenig Wasser (ca. 50–60 ml) einlaufen lassen können. Der Darm reagiert beim ersten Mal manchmal etwas verkrampft. Wenn Sie das Gefühl haben, dass der Druck zu stark wird und Sie das Wasser nicht mehr halten können, ist es besser, diesem Druck nachzugeben und auf die Toilette zu gehen. Sobald eine erste Entleerung des Darmes stattgefunden hat, können Sie mit einer weiteren Füllung des Darmes mit Wasser beginnen. Manchmal sind zwei, drei oder mehr Füllungen nötig, bis der Darm gut entleert ist.

Die ideale Füllmenge für einen Einlauf beträgt 1 Liter!

Eine gute Unterstützung ist die Darmmassage. Sie können diese selbst ausführen, indem Sie vom rechten Unterbauch ausgehend in leichten, streichenden Bewegungen nach oben, auf die linke Seite hinüber und dann nach unten bis zum Enddarm massieren. Wenn Sie Yoga praktizieren, können Sie, sobald eine genügende Menge Wasser im Darm ist, die Yogaübung »die Kerze« machen und die Stellung einige Minuten beibehalten. Durch diese Übung gelangt das Wasser in die oberen Dickdarmabschnitte und verstärkt somit den Durchspülungsprozess.

Colon-Hydro-Therapie

Die Colon-Hydro-Therapie ist eine moderne Form der apparativen Einlauftherapie (Irrigation). Die heute gebräuchlichen Apparate zur Durchführung der Colon-Hydro-Therapie sind seit Mitte der 80er Jahre auf dem deutschen Markt und erfüllen alle Anforderungen an Hygiene und Komfort der Behandlung. Viele Menschen kennen diese Therapieform erst seit der Einführung der modernen Colon-Hydro-Therapie-Geräte und halten es für eine »neue Modeerscheinung« aus den USA. Tatsache ist aber, dass die ersten, einfachen Geräte, die sog. »Enterocleaner« und »subaquale Darmbäder«, in Wien und später in Deutschland gebaut wurden. Sie wurden auch in die USA verkauft, dort weiterentwickelt und in den 80er Jahren wieder nach Deutschland reimportiert. Bis in die 50er Jahre erlebten diese subaqualen Darmbäder einen enormen Aufschwung in Deutschland und wurden in allen Kurkliniken und an fast allen deutschen Universitäten durchgeführt. Die umständliche Handhabung der alten Geräte drängte diese Therapieform in den Hintergrund. Unsere heutigen modernen Geräte rechtfertigen die Renaissance, die diese Therapie seit Jahren erfährt.

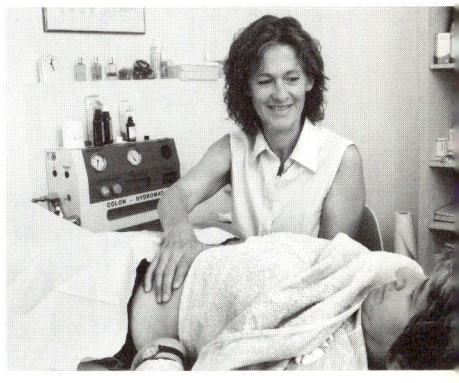

Die Colon-Hydro-Therapie ist die effektivste Methode, den Dickdarm von körperlichen und seelischen Schlacken zu reinigen. Es wird dabei eine vollständige Entleerung des Dickdarmes erreicht, wie es durch keine andere Methode möglich ist.

So wird's gemacht

Bei dieser Art der Darmspülungstherapie wird über einen Zeitraum von etwa 40 Minuten mit einer größeren Menge Wasser von konstanter Temperatur der gesamte Dickdarm gespült. Der Patient liegt dabei in Rückenlage bequem auf einer Liege. Das Einführrohr und der Zu- und Ablaufschlauch sind aus Plastik und als Einmalbesteck steril abgepackt. Die Behandlungstemperatur wird auf 36–37 °C eingestellt und während der Behandlung ständig überwacht. Dies entspricht der Temperatur, die unser Dickdarm im gesunden Zustand hat. Ist ein Darm sehr träge in seinen Reaktionen, kann der Therapeut die Temperatur für kurze Zeit erniedrigen, um einen »Kneipp-Effekt« zu erzielen. Für einen solchen Effekt genügt es, die Behandlungstemperatur um 2–5 °C zu erniedrigen. Ein erfahrener Therapeut wird dies im Einzelfall wohldosiert einsetzen. Der Behandlungsdruck ist individuell einstellbar, je nach Empfindlichkeit des Patienten.

Der Therapeut ist während der gesamten Sitzung anwesend und führt die Behandlung durch, die mehrere Füllphasen, eine oder mehrere Darmmassagephasen und mehrere Leerungsphasen beinhaltet. Der Patient muss eigentlich »nur« loslassen. »Nur« – jeder Mensch, der diese Therapie schon einmal hat durchführen lassen, weiß, wovon ich schreibe. Damit unterscheidet sich diese Therapie ganz gravierend von der Einlauftherapie mittels Irrigator. Macht man einen Einlauf mit einem Irrigator, wird man, sobald durch die Wassermenge ein Füllungsdruck entsteht, dem Druck auf der Toilette nachgeben, was eher ein Pressen als ein Loslassen ist. Bei der Colon-Hydro-Therapie kommt es auf das sanfte Loslassen an. Ein erfahrener Therapeut unterstützt den Patienten dabei gezielt durch eine Nacken- oder Bauchmassage, durch Atemtherapie oder durch ein therapeutisches Gespräch. Ja – Sie haben richtig gelesen! Ein Gespräch kann sehr lösend wirken und hat oft bessere Effekte als manche Massage. Ich habe das oft erlebt und bin immer wieder erstaunt über die Stuhlmengen, die abgehen, nachdem der Patient sich etwas von der Seele gesprochen oder geweint hat. Schlacken können tief sitzen, und manchmal habe ich das Gefühl, viele Menschen haben seelische Schlacken in ihrem Darm.

Wir führen diese Therapie seit Jahren mit großem Erfolg in unserer Praxis durch und haben oft erstaunliche Heilerfolge erzielt. Als effektive Reinigungstherapie stellt sie die Grundlage vieler ganzheitlicher Therapiekonzepte dar. Wenn der Darm als wichtigstes Ausscheidungsorgan gesäubert ist, können Therapien und Medikamente besser wirken. Wenn der Darm gereinigt ist, können wir die neu aufgenommene Nahrung besser verdauen und besser verwerten.

Begleitend zum Basenfasten empfehle ich meinen Kursteilnehmern, 3–4 Sitzungen à 40 Minuten durchführen zu lassen. Wer allerdings eine richtige Grundreinigung des Darmes wünscht, sollte mindestens 6 Spülungen durchführen lassen.

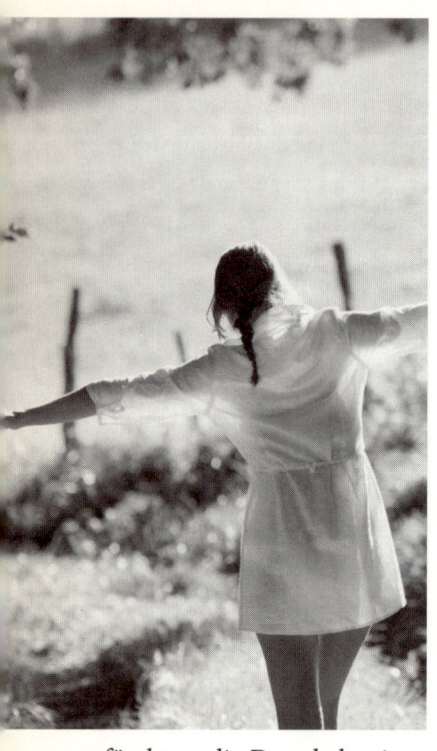

Wer Colon-Hydro-Therapie zur Therapie einer chronischen Erkrankung durchführen lassen möchte, benötigt, je nach Schweregrad der Erkrankung, 8–14, manchmal sogar mehr Spülungen. Dies ist von Fall zu Fall verschieden und sollte immer mit dem Therapeuten abgestimmt werden. Für den ersten Reinigungseffekt bei einer Fastenkur sind 3–4 Spülungen in der Regel völlig ausreichend.

Schadet Darmreinigung der Darmflora?

Viele Menschen scheuen sich davor, den Darm mehr als einmal spülen zu lassen, weil sie befürchten, die Darmbakterien würden dadurch ausgeschwemmt. Leider argumentieren auch viele Ärzte und Heilpraktiker so – und die sollten es eigentlich besser wissen.

Der Darm kann mit der Haut verglichen werden. Auch unsere Haut besitzt eine Mikroflora, die den Säureschutzmantel – mit dem berühmten pH 5,5 – bildet. Ohne diese Mikroflora hätten wir eine sehr eingeschränkte Abwehrfunktion gegen Krankheitserreger. Wir duschen diese Haut täglich, oder fast täglich, wir baden, wir gehen stundenlang in die Sauna und in Dampfbäder, baden im Meer – und dennoch bleibt unsere Hautflora erhalten. Woran liegt das? Wir sind umgeben von Milliarden und Abermilliarden von Keimen. Ständig und überall. Sobald wir Keime irgendwo entfernen, wie es beim Duschen geschieht, rücken neue Keime nach. Wenn die Keimzusammensetzung vor dem Duschen für den Körper optimal war, dann wird sie es auch nach dem Duschen sein. Denn ein gesunder Körper sorgt für die richtige Zusammensetzung des Hautmilieus, und genau das Gleiche geschieht im Darm. Auch dort gibt es eine Mikroflora – die Darmflora – die bei einem gesunden Menschen richtig zusammengesetzt ist und einen Großteil der körperlichen Abwehr ausmacht.

Darmreinigungen können einer gesunden Darmflora genauso wenig anhaben wie Duschen und Baden unserer Haut.

Voraussetzung ist allerdings, dass wir keine aggressiven Reinigungsmittel benutzen. Eine bereits geschädigte Darmflora wird durch Spülungen nicht mehr geschädigt, benötigt allerdings eine medikamentöse Unterstützung und meist auch eine Umstellung der Ernährungsweise.

DIE ENTSÄUERNDE WIRKUNG VON WASSERANWENDUNGEN

Wasseranwendungen aller Art sind ein weiterer wichtiger Baustein des Basenfasten-Programms.

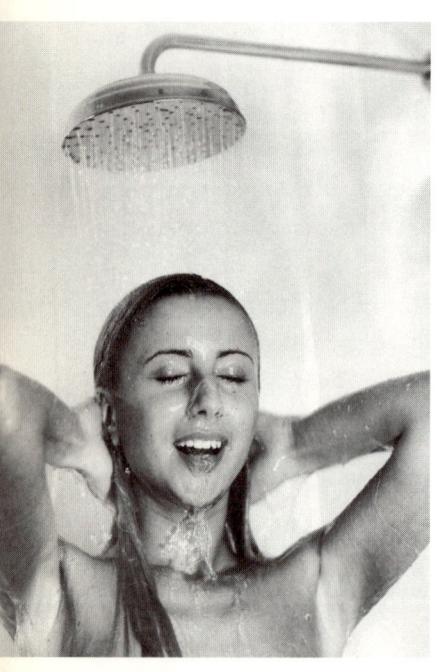

Dauerbrausen

Bereits eine Dauerbrause wirkt entsäuernd. Verstärkt wird dieser Effekt, wenn Sie eine Dauerbrause mit Thermalwasser machen. Die meisten Thermalbäder in Deutschland haben leider kein Thermalwasser mehr in ihren Duschanlagen, nur in den Wasserbecken, in denen das Thermalwasser mit reichlich Chlor versetzt ist. Von den Thermalbädern in unserer Gegend ist das Friedrichsbad in Baden-Baden eines der wenigen, das über Thermalbrausen verfügt.

Dauer: 8–15 Minuten. Manche Therapeuten empfehlen sogar 60 Minuten langes Dauerbrausen.

Basenbäder

Die nächste Stufe der Entsäuerung über Wasseranwendungen ist das Basenbad. Dabei wird dem Badewasser eine große Menge – 150 bis 200 g – Basenpulver zugesetzt. Der Effekt dabei ist, Säuren, die im Unterhautgewebe eingelagert sind, auszuschwemmen. Die billigste Methode ist, sich die benötigte Menge Natriumbicarbonat als loses Pulver in der Apotheke zu besorgen. Angenehmer ist es, ein spezielles, frisch duftendes Basenbad fertig zu kaufen. Auch das gibt es in Apotheken. Die Badezeit hängt von der Stabilität Ihres Kreislaufes ab. Je länger Sie in der Wanne bleiben, umso entsäuernder wirkt das Bad.

Dauer: Ideal ist eine Zeit zwischen 30 und 40 Minuten. Menschen, die einen instabilen Kreislauf haben, sollten nicht länger als 20 Minuten im Basenbad bleiben.

Nach dem Bad ist die Haut wunderbar weich, und Sie fühlen sich wie neu geboren. Ideal ist es, wenn Sie sich danach 30 Minuten ausruhen. Wenn Sie das Bad abends nehmen, sollten Sie danach gleich schlafen gehen.

Thermalbäder

Über die gesundheitsfördernde Wirkung von Thermalbädern ist viel gesprochen und geschrieben worden. Ein großer Anteil der Wirkung, vor allem in Bezug auf Gelenkerkrankungen, geht auf die entsäuernde Eigenschaft der Thermalanwendungen zurück. Leider ist es so, dass alle öffentlichen Einrichtungen aus hygienischen Gründen stark gechlort sind, was die Wirkung beträchtlich schmälert. Eine Alternative hierzu bieten die alten Kurhotels mit Thermalwasser in den Gästezimmern. Hier können Sie sich morgens oder abends ganz gemütlich Ihr privates Thermalbadewasser einlaufen lassen und sich danach noch zur Erholung einige Minuten ins Bett legen. In Baden-Baden gibt es noch 3 oder 4 solcher Hotels, einige auch zu erschwinglichen Preisen.

Dauer eines Thermalbades: je nach Zustand Ihres Kreislaufes 15–30 Minuten.

Eine angenehme Variante sind Römisch-Irische Bäder in vielen Kurorten Deutschlands. Es handelt sich dabei um eine Kombination von verschiedenen Thermalbadritualen wie Dampfbad, Sprudelbad und Seifenbürstenmassage.

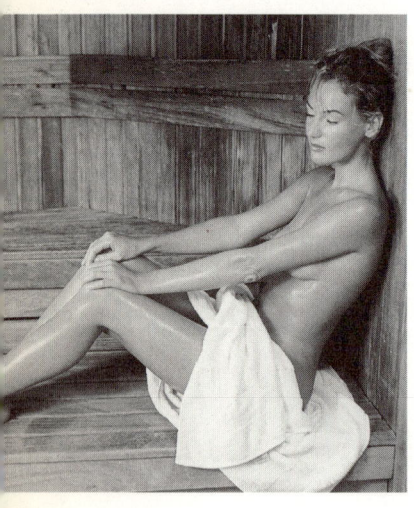

Sauna

Sauna ist wohl die am meisten verbreitete Wasser- und Wärmeanwendung in unseren Breiten. Die entsäuernde Wirkung wird hier vor allem durch das Schwitzen hervorgerufen. Im Schweiß sind eine Menge Giftstoffe enthalten, die ausgeschieden werden. Der Schweiß eines Menschen, der gesund ist, riecht kaum und übersteigt ein bestimmtes Maß nicht. Wer schon bei der geringsten Be-

wegung schwitzt, hat ein Problem mit seinen Ausscheidungs-
organen. Der Schweiß eines Menschen, der krank ist oder sich
sehr schlecht ernährt, kann sehr unangenehm riechen. Während
einer Fastenkur sind unsere Körperausdünstungen oft sehr unangenehm, da die Entgiftung durch das Fasten angeregt wird.

Der positive Effekt der Sauna ist natürlich nur gegeben, wenn
man sich nicht den »urdeutschen« Saunaritualen hingibt, die da
wären: hinterher noch ein, zwei Bierchen trinken und einige Ziga-
retten rauchen. Wann immer ich in der Sauna bin, bin ich umgeben von viel zu dicken Frauen und
Männern, die von ihren Alkohol-
umtrunken schwärmen, die der
Sauna folgen. So bitte nicht!

Kneipp-Anwendungen

Darunter verstehen wir die verschiedenen Anwendungen von
Wasser, wie sie von dem Pfarrer Sebastian Kneipp (1821–1897) entwickelt wurden. Dazu gehören: Was-
sertreten, Knie- und Armgüsse, die
Anwendung von heißen und kalten
Güssen im Wechsel, Abreibungen,
Waschungen. Die Lehre Sebastian
Kneipps beschränkt sich keineswegs auf die Anwendungen von
Wasser, er war ebenso Vertreter einer naturgemäßen Lebensweise.

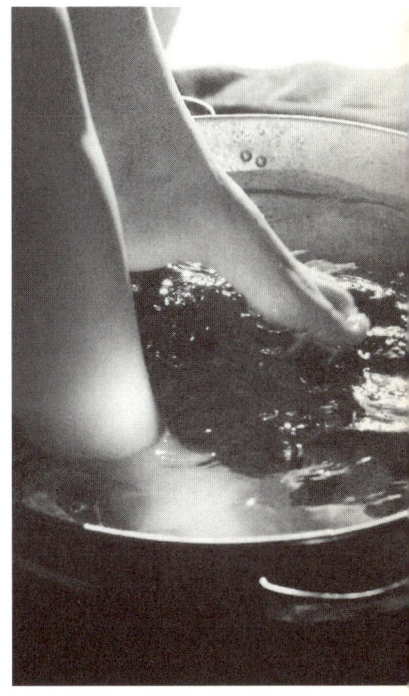

Hamam

Wenn Sie sich etwas Luxus gönnen wollen, dann besuchen einmal einen Hamam. Der Hamam, ein orientalisches Reinigungsbad, ist mein persönlicher Favorit. Die Baderäume für die ritualisierten Reinigungsprozeduren des Hamams, die aus dem islamischen Kulturbereich stammen, sind geschichtlich betrachtet nach den Vorbildern der römischen Thermalbäder gebaut. Hamam leitet sich vom arabischen Wort hammam ab und bedeutet sinngemäß »Wärmespender«. Im arabischen Raum gibt es überall diese Badeanstalten, in denen man sich trifft, Tee trinkt, plaudert und dabei seine Körperreinigungsrituale vollzieht. So habe ich es im türkischen Bad auf Rhodos erlebt. Ein arabischer Hamam besteht aus mehreren Räumen: einem Vorraum, einem Übergangsraum von 25–30 °C Wärme und einer Luftfeuchtigkeit von 80–90 %, einem Heißluftraum von 30 °C mit mehr als 90 % Luftfeuchtigkeit und einem Ruheraum. Im Heißluftraum befindet sich in der Mitte ein achteckiger Stein, der sog. Nabelstein, auf dem die Massage von einem Bademeister durchgeführt wird. Nach einer Grundreinigung mit einem Handschuh aus Ziegenleder erfolgt eine 20–30 Minuten lange Massage mit Seifenschaum. Alle Körperteile, auch der Kopf, werden gereinigt und massiert – danach begibt man sich in den Ruheraum.

Mittlerweile gibt es in Deutschland an vielen Orten einen Hamam, der meist nur aus einem Heißluftraum besteht und deutlich europäischer und teurer ist als die Originale. Dennoch ist es eine herrliche, umfassende und entsäuernde Reinigungsprozedur, die Sie den Alltag schnell vergessen lässt.

Rasul

Auch dies ist eine orientalische Badezeremonie, allerdings auf der Basis von Tonerdeanwendungen. Hier muss man die Massage leider selbst ausführen. Der Badende erhält 4 Schälchen mit Tonerde von verschiedener Körnigkeit, die er auf Gesicht, Arme, Beine, Rücken und Bauch einmassiert. Der Effekt ist der eines Peelings. Zu zweit oder zu viert sitzt man in einem wunderschön gestalteten Dampfraum und lässt die Tonerden etwa 20 Minuten einwirken. Nachdem die Tonerden abgewaschen sind, fühlt sich die Haut samtweich an.

VON SPORT BIS YOGA

Bewegung entsäuert und entspannt, ebenso wie Entspannungstechniken und die Meditation.

Wellness und Fitness sind groß geschrieben, und Fitnesscenter schießen wie Pilze aus dem Boden. Stahlharter, flacher Bauch, knackiger Po, Muskeln und Solariumbräune sind angesagt. Um das zu erreichen, wird mehrmals wöchentlich trainiert, gejoggt und es werden fleißig Eiweißdrinks getrunken, um die Muskeln besser aufzubauen. Aber ist das gesund? Wir sind uns alle darüber einig, dass Bewegung gesund ist. Aber, um mit Paracelsus zu sprechen: dosis facit venenum – die Menge macht das Gift. Also: Sport ist gesund, aber bitte in Maßen. Bewegung wirkt entsäuernd, wenn aus der Bewegung kein Leistungssport wird. Durch Leistungssport wird im Körper zu viel Milchsäure gebildet, die den Organismus säuert.

Aber wie viel Sport ist gesund? Die offiziellen Empfehlungen lauten derzeit: eine leichte bis mittlere körperliche Belastung an 4–5 Tagen pro Woche auszuüben. Damit sind Sportarten wie Laufen, Walken, Schwimmen, Radfahren und vergleichbare gemeint. Und natürlich: ein Leben lang – nicht nur während einer Fastenwoche!

Gesund ist leichte bis mittlere körperliche Belastung für 45–60 Minuten pro Tag an 4–5 Tagen pro Woche.

Welche Sportart Sie wählen, ist Ihren persönlichen Vorlieben überlassen. Wichtig ist, dass Sie sich regelmäßig bewegen und das möglichst an der frischen Luft. Sehr hilfreich kann es sein, sich mit einem Freund oder einer Freundin zum täglichen Bewegungsprogramm zu verabreden.

Aber warum nenne ich hier auch Yoga? Das ist doch keine Sportart? Richtig, aber es ist eine supergute Methode zur Entsäuerung und deshalb erwähne ich sie hier. Wenn wir unser tägliches Yogaprogramm gut abstimmen, erreichen wir damit über die Dehnübungen alle Körperteile und besänftigen durch die Übungen gleichzeitig unseren Geist. Weitere Möglichkeiten sind Tai Chi und Qigong. Der Vorteil dieser Techniken ist, dass hierbei automatisch die Atmung mitberücksichtigt wird und der Geist zur Ruhe kommt. Dabei werden der Stoffwechsel, die Durchblutung und alle Körperfunktionen harmonisiert – eine umfassende und ganzheitliche Wirkung also.

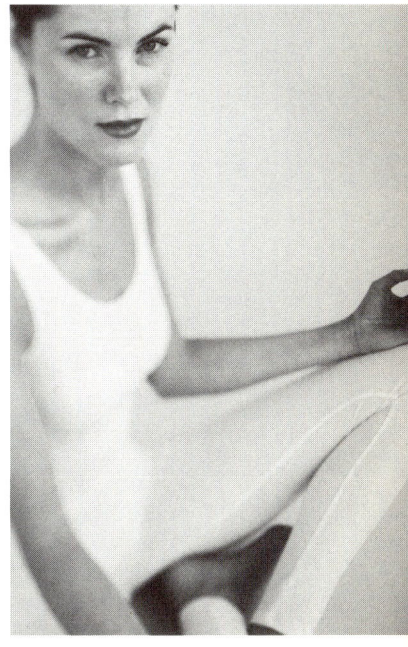

Noch tiefgreifender, wenn auch ohne direkte körperliche Bewegung, ist Meditation. Sie ist nun wirklich keine Sportart, aber sicher die optimalste Art, den Geist zur Ruhe zu bringen. Wenn Sie abends kaputt nach Hause kommen, ist das die ideale Technik, um abzuschalten. Sinnvoll ist es, erst einige Minuten Yoga zu machen und danach zu meditieren. In allen Städten werden inzwischen Yogakurse und Meditationsgruppen angeboten, häufig auch an Volkshochschulen.

Neben Mediation führt auch jede andere Tätigkeit, die den Geist zur Ruhe bringen kann, automatisch zur Entsäuerung. Wer ein Instrument spielt und sich hin und wieder zurückzieht, um sich ganz einem Musikstück hinzugeben, erzielt damit einen ähnlichen Effekt wie beim Meditieren. Dies gilt natürlich nicht, wenn Sie gerade ein neues Stück oder für einen Auftritt üben – das erzeugt Stress, und Stress erzeugt Säuren im Körper. Musik, vor allem klassische Musik, entsäuert, wenn sie mit Genuss gehört oder gespielt wird. Die beruhigende Wirkung vieler Mozartstücke auf den Magen-Darm-Trakt sind hinreichend erforscht worden.

ENTSÄUERN SIE IHR GEFÜHLSLEBEN

Bauen Sie inneren und äußeren Stress ab – das führt zu Gesundheit im umfassenden Sinn.

Wenn Yoga und Meditation, ja sogar Musik entsäuernd wirken können, dann muss eine Übersäuerung auch im seelischen Bereich stattfinden. So ist es auch. Und es ist einfach nachvollziehbar, warum es so ist. Wenn wir in Stress geraten, produziert unser Körper andere Stoffe (beispielsweise Adrenalin), als er in Entspannungsphasen produziert. Es entstehen folglich unterschiedliche Stoffwechselprodukte, die unterschiedlich reagieren. Im Stresszustand werden offensichtlich Stoffe produziert, die sauer reagieren.

Dr. Hans-Heinrich Reckeweg, der Begründer der antihomotoxischen Medizin, beschreibt dies in seinem Werk: »Homotoxikologie – Ganzheitsschau einer Synthese der Medizin« wie folgt: Es gibt viele Substanzen in der Nahrung (beispielsweise in Schweinefleisch) und in der Umwelt, die den Stoffwechsel des Menschen durch ihre Giftwirkung blockieren und zu chronischen Krankheiten führen. Er nannte diese Stoffe Homotoxine. Sein Therapiekonzept besteht darin, dem Organismus zu helfen, diese Gifte durch geeignete Methoden wieder loszuwerden. Die Antihomotoxische Medizin, eine moderne Form der Homöopathie, kombiniert mit Eigenblut, geht auf dieses Behandlungskonzept ein. Reckeweg stellte aber auch Fasten und Umstellung der Ernährungs- und Lebensweise ins Zentrum einer erfolgreichen Therapie. Dabei sprach er auch von sogenannten »Psychotoxinen«, die durch psychische Affekte, wie etwa durch einen Schock, ausgelöst werden können, und ging davon aus, dass in der Tränenflüssigkeit solche Psychotoxine enthalten sind. Durch Weinen können diese Psychotoxine ausgeschwemmt werden. Der gestresste Mensch nimmt sie in Form von Spannungen wahr – er fühlt sich unter Druck, er fühlt sich überlastet. All dies sind Zeichen von Übersäuerung – körperlich und seelisch.

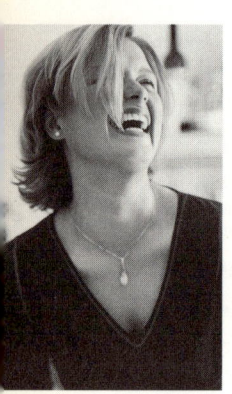

Lassen Sie Gefühle (wieder) zu

Kennen wir nicht alle den befreienden Effekt von Weinen, Lachen, klärenden Gesprächen und körperlichen Aktivitäten, um »Dampf« abzulassen? Weinen und Lachen lösen Spannungen und wirken entsäuernd. Es ist mehr als altmodisch, zu denken, Weinen wäre ein Zeichen von Schwäche, und ein starker Mensch dürfe nicht weinen. Es ist vielmehr so, dass Weinen ein natürlicher Regulationsvorgang zur Gesunderhaltung des Menschen ist, genauso wie das Lachen. Dies dürfte auch das Geheimnis des Erfolges der »Lachtherapien« sein. Ich nenne das: Entrümpeln im Gefühlsleben. Und wo Weinen, Lachen und/oder ein klärendes Gespräch nicht helfen, da ist es angebracht, sich eine therapeutische Unterstützung zu holen.

Auch eine Psychotherapie kann entsäuernd wirken

Ganz klar – wenn wir uns falsch ernähren, reagiert unser Organismus sauer. Aber wie ist es mit unserem Seelenleben? Wenn wir in einem ausgewogenen Säure-Basen-Verhältnis leben wollen, ist es genauso wichtig, unser Seelenleben ins Gleichgewicht zu bringen. Nicht umsonst sagen wir: »Ich bin total sauer auf …« Emotionen sind in der Lage, Einfluss auf unseren Säure-Basen-Haushalt zu nehmen. Es macht folglich keinen Sinn, nur auf eine basenreiche Kost zu achten und zu denken, dass dann der Körper automatisch im Säure-Basen-Gleichgewicht leben kann. Wenn wir ungelöste Konflikte mit uns herumtragen und meinen, unser Organismus bliebe davon unbeschadet, dann haben wir noch nicht begriffen, was »Ganzheit« eigentlich bedeutet. Oft kommen Patienten zu mir, um eine Entgiftungskur zu machen und signalisieren mir, dass sie nur an ihren körperlichen Problemen arbeiten wollen. Andererseits kommen auch oft Patienten zu mir, die so sehr von der Psychosomatik ihrer Krankheit überzeugt sind, dass sie erst gar nicht bereit sind, eine Therapie mit homöopathischen Medikamenten zu machen. Ich höre dann Sätze wie: »Ach, wissen Sie, ich glaube, bei mir ist das alles psychisch!« Und was ist die Wahrheit? Die Wahrheit ist, dass jede Therapie den verschiedenen Ebenen unseres Daseins Raum geben sollte, wenn sie Erfolg bringen soll. Und wie funktioniert das? Ich nenne es das Reißverschlussverfahren: Man behandelt die körperliche Ebene und verliert dabei die seelische Ebene nie aus den Augen.

Wann immer wir körperlich etwas verändern, wie es auch beim Basenfasten geschieht, passiert automatisch auf der seelischen Ebene etwas, und das sollten wir nie vernachlässigen.

Basenfasten kann, wie auch andere Therapien, viel Seelisches freisetzen, was uns neue Lebenskräfte geben kann. Dies kann jeder bestätigen, der schon gefastet hat. Eine Psychotherapie hilft dem Menschen, die Verantwortung für sein Leben zu übernehmen, und ermöglicht ihm dadurch, seine Handlungsweisen frei zu gestalten. Dies befreit ihn von Druck und von Zwängen und wirkt damit ausgleichend auf den Säure-Basen-Haushalt.

Entrümpeln Sie Ihre Umgebung

Aber es gibt noch andere Bereiche, in denen manchmal eine Entrümpelung nötig ist. Ich meine damit Ihre Wohnung! Nicht nur in unserem Körper lagern wir unnötigen Ballast und Säuren ab, auch in unseren Wohnungen, Kellern, Speichern und Garagen lagert so manches, was uns mehr belastet als es uns nützt. Wir behalten oft Dinge, von denen wir glauben, dass wir sie eines Tages wieder brauchen könnten und »müllen« uns damit zu. Diese Dinge liegen oft jahrzehntelang in einer Ecke und stauben ein, und wenn wir sie dann wirklich brauchen könnten, finden wir sie nicht mehr oder sie sind längst nicht mehr brauchbar – schlimmstenfalls haben wir sogar vergessen, dass wir sie irgendwo haben. Beim nächsten Umzug tauchen sie dann auf, und spätestens dort belasten sie unseren Rücken, weil wir viel mehr tragen müssen, als wir tatsächlich im Alltag benötigen.

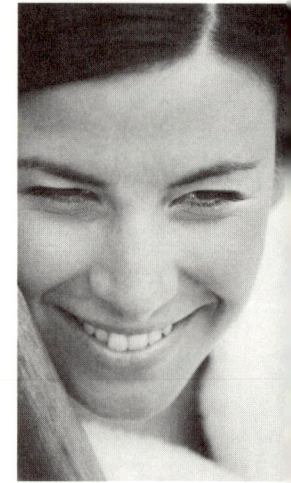

Ich habe eine gute Freundin, die vor Jahren zu mir den Satz sagte: »Wie zahlreich sind doch die Dinge, derer ich nicht bedarf.«

Dieser Satz gefällt mir bis heute außerordentlich gut. Ich bin immer wieder erstaunt, wie schlecht Menschen Dinge loslassen können, die sie eigentlich nicht brauchen: Bücher, die sie vor 30 Jahren gelesen haben; Hosen, die seit 10 Jahren zu eng sind und so weiter. Ich beobachte, dass Menschen, die sehr übersäuert sind, damit oft mehr Probleme haben als gesunde Menschen. Es scheint so zu sein, dass zwischen dem Entsäuern des Körpers, dem Entsäuern der Seele und dem Entrümpeln der Wohnung ein Zusammenhang besteht.

Vielleicht fragen Sie sich jetzt ungläubig: »Oh Gott, reicht es denn nicht, wenn ich eine Woche Basenfasten mache und alles andere so lasse, wie es ist?« Sicher reicht es, wenn Sie nicht mehr wollen. Wenn Sie sich aber ständig überlastet fühlen, wenn Ihnen alles zu viel wird, wenn Sie keinen richtigen Überblick über Ihr Leben haben, dann ist eine Entrümpelung der Wohnung eine echte Therapie. Karen Kingston beschreibt dies in ihrem Buch »Feng Shui gegen das Gerümpel des Alltags« auf wenigen Seiten so treffend und spannend, dass nahezu jeder, der dieses Buch liest, sofort mit Aufräumen beginnt. Es ist immer wieder erstaunlich, wie erfolgreich eine Woche Basenfasten wird, wenn dabei gleichzeitig eine Haussäuberungsaktion stattfindet. Das Bedürfnis zu fasten kommt nicht von ungefähr zeitgleich mit dem Bedürfnis nach einem Frühjahrsputz der Wohnung. Sie sehen, Entsäuerung ist weit mehr als eine oder zwei Wochen Ernährungsumstellung. Eine umfassende Entsäuerung des Menschen ist ein vielschichtiger Prozess.

Gut zu wissen

Homöopathie – die ideale Ergänzung zum Basenfasten

Die basenüberschüssige Ernährung und die über 200 Jahre alte, bewährte Heilmethode der Homöopathie ergänzen sich in idealer Weise. Samuel Hahnemann (1755–1843), der Begründer der homöopathischen Methode, wandte sich enttäuscht vom Arztberuf ab, nachdem er seine medizinische Ausbildung abgeschlossen hatte. Er war frustriert und empört über die damaligen Methoden der Schulmedizin. Viele Patienten wurden durch ärztliche Behandlungen immer kränker, da die eingesetzten Arzneien giftig waren, wie beispielsweise Quecksilber, das zur Behandlung von Hauterkrankungen verwendet wurde. Hahnemann verdiente seinen Lebensunterhalt viele Jahre lang als Übersetzer von medizinischen Texten. Bei seinen Studien stieß er auf den Bericht eines schottischen Gelehrten über den Einsatz von Chinarinde zur Behandlung von Malaria. Dadurch angeregt, führte er den legendären Selbstversuch mit Chinarinde durch und entdeckte das Ähnlichkeitsprinzip.

Dadurch motiviert, begann er zu praktizieren. Mit unermüdlichem Fleiß testete er immer mehr Arzneien, die er erfolgreich

Das Ähnlichkeitsprinzip: Substanzen, die beim Gesunden Symptome auslösen können, können die gleichen Symptome bei einem Kranken heilen.

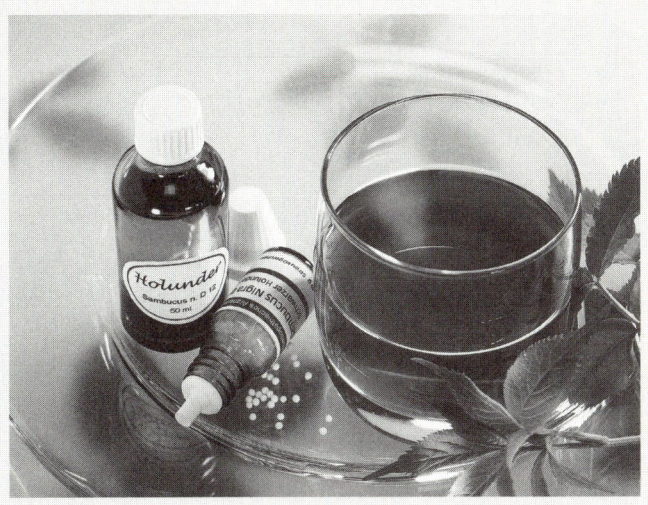

zur Behandlung seiner Patienten einsetzte. Im Lauf der Jahre konnte er schließlich seine Vision verwirklichen: den Einsatz von Arzneien, die nur Wirkungen, jedoch keine schädlichen und giftigen Nebenwirkungen haben. Es war allerdings noch ein weiter Weg bis dahin. Erst nach langem Experimentieren entwickelte er das Verfahren der sogenannten Potenzierung. Er verdünnte seine Arzneien in mehreren Schritten und verschüttelte sie bei jedem Verdünnungsschritt. Bei jeder Potenzierungsstufe wurden 10 sogenannte Schüttelschläge ausgeführt. Ohne die Verschüttelung können die Arzneien nicht ihre ganze Kraft entfalten. Durch die Erfolge seiner nebenwirkungsfreien Behandlungsmethode wurde Samuel Hahnemann sehr berühmt und starb im Alter von 88 Jahren in Paris, wo er die letzten acht Jahre seines Lebens praktiziert hatte. Er war in ganz Europa bekannt geworden. Seine Schüler verbreiteten die Homöopathie auf der ganzen Welt. Heute wird die Homöopathie vor allem in Europa, Indien und Amerika gelehrt und angewandt.

Homöopathie eignet sich zur Behandlung aller Arten von akuten und chronischen Krankheiten, von der banalen Erkältung bis hin zur Krebserkrankung. Voraussetzung ist, dass sie fachgerecht unter Beachtung wesentlicher Regeln eingesetzt wird, gemäß der Aufforderung Hahnemanns: »Macht's nach, aber macht's genau nach.«

Bei leichteren akuten Erkrankungen besteht für den Laien die Möglichkeit der homöopathischen Selbstbehandlung. Sie hat hierzulande eine lange und erfolgreiche Tradition. Das dazu nötige Wissen wird in einschlägigen Ratgebern vermittelt (siehe Literatur, Seite 242 ff.). Es muss aber ganz klar gesagt werden, dass die Selbstbehandlung nur bei akuten Erkrankungen durchgeführt werden kann. Akut heißt, dass die Erkankung nur Stunden bis maximal einige Tage andauert. Alle Erkrankungen, die länger dauern, können nicht vom Laien selbst behandelt werden. Dies muss dem homöopathisch versierten Arzt oder Heilpraktiker vorbehalten bleiben.

Auch über das Verhältnis von Homöopathie und Schulmedizin gibt es einiges zu sagen. Beide Richtungen ergänzen sich sehr gut und sollten dementsprechend Hand in Hand arbeiten. Vor allem bei der Behandlung akut lebensbedrohlicher Erkrankungen und der diagnostischen Abklärung chronischer Erkrankungen hat die Schulmedizin ihren festen Platz. Durch eine homöopathische Behandlung, die zunächst parallel zur schulmedizinischen einsetzen sollte, kommt es zur Stabilisierung des Patienten. Mit zunehmender Besserung können dann schulmedizinische Medikamente eingespart werden; oft kann man nach längerer Behandlungsdauer schließlich ganz auf sie verzichten. Der Patient wird dann allein mit nebenwirkungsfreien, homöopathischen Medikamenten weiterbehandelt.

Wichtig für das Gelingen einer homöopathischen Behandlung ist die Bereitschaft des Patienten zur Mitarbeit. Dies bezieht sich auf die Reduzierung von Genussmitteln und Reizstoffen wie Kaffee, Nikotin, Alkohol und anderer aggressiver Getränke und Nahrungsmittel. Ein gemäßigter Lebensrhythmus mit ausreichend Schlaf und Entspannungsphasen gehört ebenso dazu wie regelmäßige Bewegung und sportliche Aktivitäten. Durch eine basenüberschüssige Ernährung wird eine homöopathische Behandlung in idealer Weise unterstützt. Die basische Ernährung kann als Basisbehandlung gelten, auf der die Homöopathie aufbaut.

Zu einer erfolgreichen homöopathischen Behandlung gehört auch eine Umstellung der Ernährung. Werden Homöopathie und basenüberschüssige Ernährung miteinander kombiniert, gibt es für die Herstellung und Erhaltung Ihrer Gesundheit praktisch keine Grenzen.

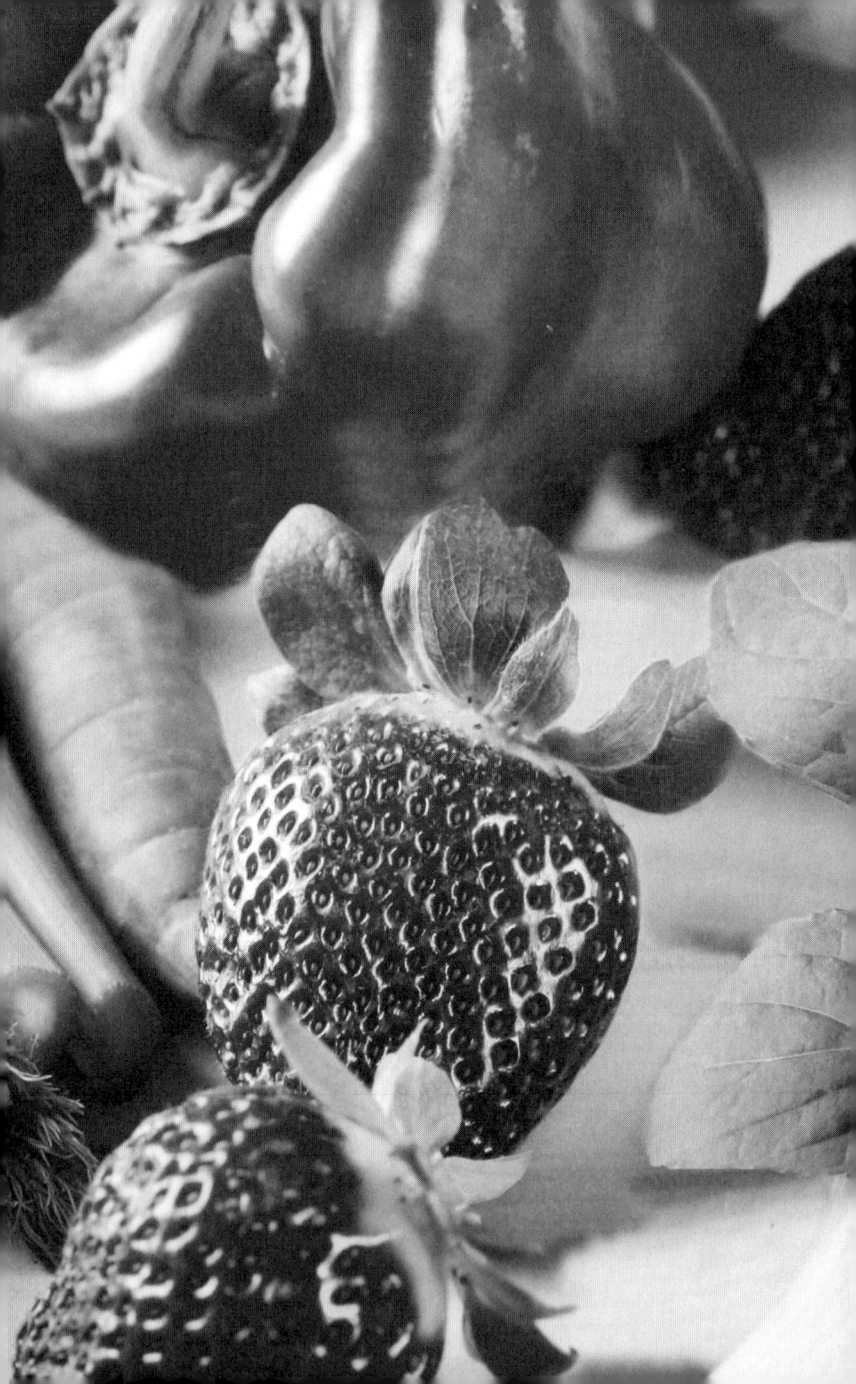

Rezepte für das
Basenfasten

*Im folgenden Rezeptteil finden Sie
viele leckere Vorschläge,
die Sie ausprobieren können –
aber natürlich können Sie sich
Ihre basischen Gerichte auch
selbst zusammenstellen, wenn Sie
eigene Ideen haben.*

ESSEN SIE BASISCHES, WIE ES IHNEN GEFÄLLT

Bei den basischen Rezepten ist für jeden Geschmack etwas dabei – so können Sie ganz nach Lust und Laune Ihre Gerichte zusammenstellen.

Ich verzichte ganz bewusst auf ein starres Fastenprogramm, bei dem Sie jeden Tag einen festgelegtes Speiseplan haben und dann Nahrungsmittel zu sich nehmen, die Sie vielleicht gar nicht mögen. Welches Gericht macht Ihnen Appetit? Gehen Sie auch einmal über den Wochenmarkt, und lassen Sie die Vielfalt der Gemüsesorten auf sich wirken. Es macht keinen Sinn, Lauch oder Sellerie zu kaufen, nur weil Frau Wacker dies im Basenfasten vorschlägt, obwohl sie beides nicht mögen.

Auch die Essmenge ist wichtig. Wie viel Obst und Gemüse Sie essen, hängt natürlich davon ab, ob Sie abnehmen oder einfach nur entsäuern wollen.

Essen Sie immer nur so viel, dass Sie gerade so satt sind.

Sinnvoll ist es, die Auswahl der Obst- und Gemüsesorten gemäß der Jahreszeit zu treffen. Deshalb habe ich bei den nachfolgenden Rezepten jeweils die Jahreszeit angegeben, damit Sie sofort erkennen können, welche Gerichte in Ihr aktuelles Fastenprogramm passen:

- F = Frühling
- S = Sommer
- H = Herbst
- W = Winter.

Die Rezepte sind nach Aufwand geordnet. Es gibt einfache und aufwendigere Rezepte, die für die Menschen gedacht sind, die gerne kochen und auch die nötige Zeit dazu haben. Außerdem finden Sie einige Menüvorschläge für besondere Anlässe oder für Gäste.

Wenn Sie wenig Zeit haben, genügt es völlig, nur die einfachen Gerichte zuzubereiten. Sie haben manchmal gar keine Zeit zum Kochen? Dann lassen Sie sich beim Italiener um die Ecke Gemüse in eine Lunchbox packen – die gibt es in fröhlichen Farben beispielsweise bei www.maedchenkram.de. Mehr Tipps für Eilige finden Sie in unserem Buch Basenfasten für Eilige.

So, nun wünsche ich Ihnen viel Spaß beim Ausprobieren der Rezepte und guten Appetit!

BASISCHE FRÜHSTÜCKSIDEEN

Wenn Sie morgens gewohnt sind, gar nichts zu essen, weil Sie einfach so früh noch keinen Hunger haben, dann ist es völlig ausreichend, ein oder zwei Becher Kräutertee zu trinken. Auch Wasser, insbesondere heißes Wasser, kann morgens getrunken werden. Sie können auch ein Glas frisch gepressten Obst- oder Gemüsesaft zu sich nehmen, sollten dabei aber darauf achten, sehr langsam zu trinken.

Saft von Obst und Gemüse wird vom Körper als Nahrungsmittel angesehen und sollte so langsam getrunken werden, als würden Sie es kauen.

Das ist gar nicht so einfach, aber man kann es üben. Sehr zu empfehlen ist auch eine Tasse Ingwertee. Wenn Sie Obst nicht mögen oder nicht vertragen, empfiehlt sich eine warme Gemüsebrühe zum Frühstück oder eine Quitte oder ein Apfel aus dem Backofen.

Das ideale Frühstück fürs Basenfasten

Zutaten für 1 Person
Frühling, Sommer:
250 g Erdbeeren oder Himbeeren oder
2 Pfirsiche oder 4 Aprikosen oder
2 Nektarinen oder 3 Feigen
Herbst:
Trauben oder Pflaumen oder Brombeeren
oder Heidelbeeren oder 1–2 Äpfel
Winter:
1–2 Äpfel, gerieben mit Zitrone oder ganz
¼ bis ½ Flugananas oder
1 Banane und ½ Apfel

- Die Obstsorten können Sie ganz normal essen oder als Obstsalat zubereiten. Hierfür können auch zwei Obstsorten gemischt werden. Achten Sie bei der Wahl der Obstsorte bitte auf die Saison, wie ich es oben beschrieben habe.

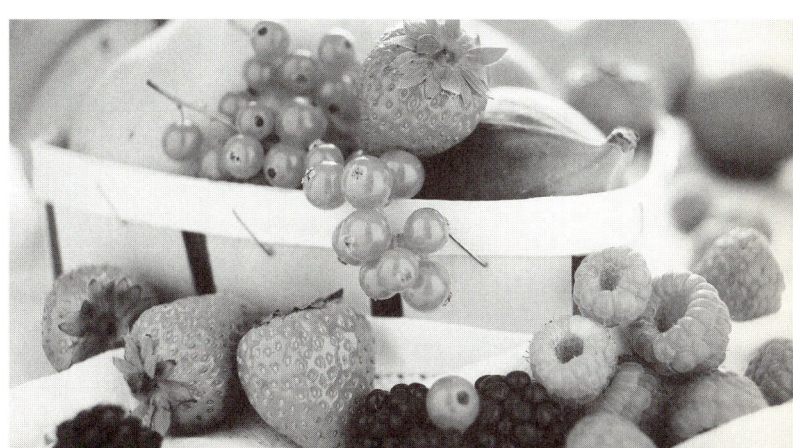

Basisches Müsli
Für die ganz Hungrigen

Zutaten für 1 Person
1 Banane
Heidelbeeren oder anderes Obst der Saison
einige Mandeln oder
1 TL Mandelmus und
Chufas Nüssli

- Die Banane zerdrücken, einige Heidelbeeren oder anderes Obst dazugeben. Die Mandeln klein schneiden und zusammen mit den Chufas Nüssli (Erdmandelflocken aus dem Reformhaus) untermengen.

Varianten:
- Sie können auch den Saft einer halben Zitrone zu der Mischung geben.
- Anstelle der Mandeln kann man auch einen Teelöffel Mandelmus verwenden.
- Statt der Chufas Nüssli können Sie einige Sonnenblumenkerne, Blütenpollen oder 2 Teelöffel geschroteten Leinsamen dazugeben.
- Einige milde Sprossensorten, wie etwa Linsenkeimlinge, schmecken ebenfalls hervorragend im Müsli.

Ingwertee

Für die Morgenmuffel

1 Stück frische Ingwerwurzel
1 Tasse Wasser

- Von einer frischen Ingwerwurzel ein 3–4 cm langes Stückchen abschneiden, schälen und in dünne Scheiben schneiden. In einen Becher geben und mit siedendem Wasser überbrühen. Einige Minuten ziehen lassen.

info Ingwer ist ein altes indisches Hausmittel, das, am Morgen getrunken, die Verdauungssäfte anregt und zudem das Immunsystem stärkt. Ich trinke diesen Tee schon seit vielen Jahren und liebe den frischen Geschmack. Übrigens wirkt Ingwer auch gegen Seekrankheit.

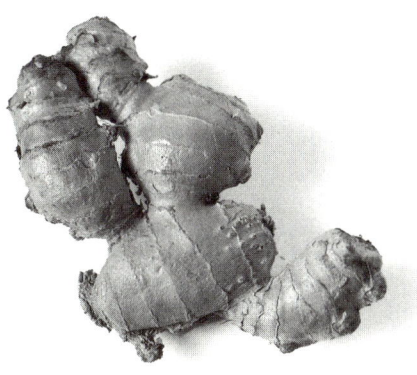

Matteo's Zitronenmelisse-Eistee
Frisch und fruchtig

<u>Zutaten (Vorrat)</u>

1 Liter Zitronenmelissetee

1 Zitrone

2 Orangen

* Zitronenmelissetee kochen und im Kühlschrank abkühlen lassen. Den Saft einer halben Zitrone und der beiden Orangen zu der Mischung geben. Wahlweise kann auch frisch gepresster Apfel-, Kiwi- oder Mangosaft verwendet werden. Schmeckt köstlich. Mein Sohn Matteo hat dieses Rezept erfunden. Zitronenmelissetee aus frischen Blättern gemacht schmeckt besonders aromatisch. Einmal in den Garten gepflanzt, wuchert die Pflanze gerne und geht Ihnen nie aus. Sie können aber auch getrocknete Zitronenmelisse kaufen, auch als Filterbeutel.

info Verwenden Sie bitte zur Herstellung von Säften Früchte aus ökologischem Anbau. Dies gilt vor allem für die Früchte, die nicht geschält werden, wie Äpfel und Pfirsiche. In der Schale liegen ja, wie wir alle wissen, die wertvollen basisch wirkenden Mineralien und Spurenelemente. Und auf die kommt es an.

Apfel-Karotten-Saft (F, S, H, W)

<u>Zutaten für 1 Person</u>

4 mittelgroße Äpfel

2 mittelgroße Karotten

• Zubereitungszeit: 5–7 Minuten

• Die Äpfel waschen, in Schnitze schneiden und in den Entsafter geben. Die Karotte mit der Gemüsebürste unter fließendem Wasser reinigen und in den Entsafter geben.
Äpfel haben eine reinigende Wirkung auf die unteren Darmabschnitte, wenn sie nüchtern gegessen oder als frisch gepresster Saft getrunken werden. Der Saft wirkt dabei schneller als der ganze Apfel, weil die Faserstoffe fehlen, die den Verdauungsvorgang verzögern. Auch Karotten wirken reinigend, vor allem als Saft. Sie fördern zudem die Entgiftung über die Leber.

Bananen-Ananas-Saft (F, S, H, W)

<u>Zutaten für 1 Person</u>   Zubereitung 10 Minuten

1 Flugananas

1 Banane

• Die Ananas und die Banane schälen, in Stücke schneiden und in den Mixer geben.

Mango-Orangen-Saft (F, H, W)

Zutaten für 1 Person Zubereitung 10 Minuten
2 Orangen
1 Mango

• Die Orangen mit der Zitruspresse auspressen, die Mango schälen, in große Stücke schneiden und den Kern entfernen. Die Mangostücke im Mixer pürieren und mit dem Orangensaft vermischen.

Pfirsich-Kiwi-Saft (S, Frühherbst)

Zutaten für 1 Person Zubereitung 10 Minuten
4 reife Pfirsiche
4 reife Kiwi
einige Blätter Zitronenmelisse

• Die Pfirsiche gut waschen, entkernen, in Stücke schneiden und in den Mixer geben. Die Kiwi schälen, vierteln und ebenfalls in den Mixer geben. Mit den Blättchen der Zitronenmelisse verzieren.

SCHNELLE SALATE

Basische Salatdressings

Basisdressing
2 EL kalt gepresstes Öl (Sonnenblumen-,
Oliven-, Distel-, Sesam-, Kürbiskernöl)
Saft von ½ Zitrone
1 Prise Meersalz oder Herbamare 1 Prise weißer Pfeffer
frische Kräuter der Saison (Schnittlauch, Petersilie,
Bibernelle, Zitronenmelisse, Basilikum, Dill, Kresse)

- Je nach Lust und Laune können Sie etwas Gomasio (Sesamsalz), 2 Teelöffel Leinsamenschrot, Pinien- oder Sonnenblumenkerne dazugeben.

Karottendressing
2 EL kalt gepresstes Sonnenblumenöl
(auch Karottenöl ist möglich)
Saft von ½ Zitrone
1 Prise Meersalz oder Herbamare
1 Prise weißer Pfeffer
1 Karotte,
1 EL Karottensaft

- Die Karotte waschen, schälen und fein raspeln. Mit dem Karottensaft unter die Salatsoße mischen.

Kohlrabidressing
2 EL kalt gepresstes Distelöl
Saft einer ½ Zitrone
etwas Schnittlauch, weißer Pfeffer und Kräutersalz
1 Kohlrabi

- Den Kohlrabi waschen, schälen, fein raspeln, den Schnittlauch fein hacken und mit den Kohlrabiraspeln vermengen. Aus den übrigen Zutaten eine Salatsoße mischen und die Kohlrabi-Schnittlauch-Mischung dazugeben.

info Das Würzdressing kann für alle Blattsalate verwendet werden. Für Hefeallergiker ist diese Soße jedoch nicht geeignet!

Würzdressing
2 EL kalt gepresstes Sonnenblumenöl
Saft von ½ Zitrone
etwas schwarzer Pfeffer und Endoferm
einige Schwarzkümmelsamen
½ TL Vitam R

- Alle Zutaten mischen und nach Belieben abschmecken.
- Diese Soße schmeckt besonders würzig: Endoferm ist eine Gewürzmischung aus dem Reformhaus, welche die Rohkost-

verdauung unterstützt, Schwarzkümmelsamen stärken das Immunsystem. Vitam R (Hefepaste) belebt den Geschmack der Salatsoße.

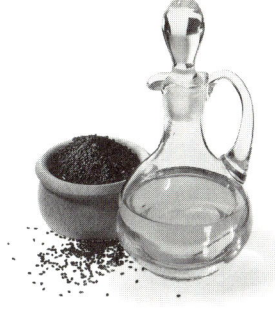

Gut zu wissen

Senf, Essig & Co. sind beim Basenfasten tabu!

- Essig und Senf wirken sauer und haben während der basischen Fastenwoche nichts in unseren Salatsoßen zu suchen.
- Da wir die Fastenwochen völlig frei von tierischem Eiweiß halten wollen, ist auch Sahne oder Jogurt nicht für die Salatsoße geeignet.
- Verwenden Sie auch keinen Knoblauch in der Basenfastenwoche, da Knoblauch Gifte im Körper festhält. Darüber hinaus wird Knoblauch oft schlecht vertragen, da er nur schwer verdaut werden kann. Viele Menschen reagieren außerdem auf Knoblauch allergisch.

Avocadosalat auf Eiertomaten (S, H)

Zutaten für 2 Personen   Zubereitung 25 Minuten
2 gut reife Avocados
6 Eiertomaten
½ Bund Basilikum
Zitronenthymian (wahlweise Thymian)
Basisdressing mit Olivenöl (siehe Seite 145)

- Avocados vorsichtig von der Schale und dem Kern befreien und in dünne Scheiben schneiden. Eiertomaten waschen, in Scheiben schneiden und schichtweise mit den Avocadoscheiben auf einer kleinen Platte anrichten. Das Basisdressing mit einem Löffel darüber verteilen.

Blattsalate mit frischen Sprossen (F, S, H, W)

Zutaten für 2 Personen   Zubereitung 10 Minuten
1 Kopf Blattsalat (Eisberg, Romana, Batavia, Eichblatt)
1 Frühlingszwiebel
3 EL frische Sprossen (Sonnenblumenkerne,
Radieschen, Mungo, Alfalfa, Brokkoli, Weizenkeimlinge)

- Salat klein zupfen und waschen. Die Zwiebel klein schneiden und mit dem Basis- oder dem Karottendressing und dem Blattsalat vermischen. Mit den Sprossen garniert servieren.

Bunter Sprossensalat (F, S, H, W)

<u>Zutaten für 2 Personen</u>   Zubereitung 10 Minuten
Sprossenmix aus Radieschen, roter Melde,
rotem Kohlrabi, Kresse und Weißkohl –
wahlweise können Sie auch andere
Sprossenmischungen nehmen
1 Schalotte
2 EL Distelöl
1 Karotte
etwas Schnittlauch, weißer Pfeffer, Kräutersalz
Saft einer halben Zitrone

- Aus dem Öl, dem Zitronensaft und den Gewürzen ein Dressing zubereiten. Die Zwiebel sehr fein hacken und zu dem Dressing geben. Die Karotte waschen, schälen und klein raspeln. Die Sprossen kurz abwaschen und mit der Karotte und dem Dressing vermischen.

info   Die Gartenmelde ist auch als spanischer Spinat bekannt. Die Keimlinge werden häufig in Sprossenmischungen verwendet.

149

Bunter Brunnenkressesalat mit Eistropfen (F, S)

<u>Zutaten für 2 Personen</u>   Zubereitung 10 Minuten

je 1 Handvoll Pflücksalat, Brunnenkresse,
Wildkräuter (z. B. Löwenzahn, Sauerampfer)
und Eistropfensalat
2 EL frische Sprossen
5–8 Champignons
einige Radieschen
Basis- oder Karottendressing (siehe Seite 145)

- Salate und Kräuter waschen und abtropfen lassen. Die Champignons und die Radieschen in dünne Scheiben schneiden und mit Salaten, Kräutern und Dressing mischen. Die Sprossen locker darüber verteilen.

info   Eistropfensalat schmeckt etwas herb und ist sehr mineralienhaltig.

Endiviensalat mit Radieschen (H, F)

Zutaten für 2 Personen   Zubereitung 25 Minuten
1 kleiner Kopf Endiviensalat
½ Bund Radieschen
1 kleine rote Zwiebel
Basisdressing (siehe Seite 145)

- Den Endiviensalat waschen, die Blätter in sehr dünne Streifen schneiden und beiseitestellen. Die Zwiebel sehr fein schneiden, das Basisdressing zubereiten und unter den Endiviensalat mischen.

Feldsalat mit frischen Walnüssen und Avocado (H)

Zutaten für 2 Personen   Zubereitung 20 Minuten
200 g Feldsalat
8 frische Walnüsse
½ Avocado
½ Bund Schnittlauch
Basisdressing mit Walnussöl

- Den Feldsalat putzen und waschen, die Walnüsse öffnen und halbieren, die Avocado in kleine Scheiben schneiden, den Schnittlauch waschen und in Röllchen schneiden. Basisdressing zubereiten und mit den Zutaten vermischen.

Gurkensalat mit Dill und Borretsch (S, H)

<u>Zutaten für 2 Personen</u>   Zubereitung 20 Minuten

1 Salatgurke

1 kleine Zwiebel

½ Bund Dill

einige Blätter Borretsch

weißer Pfeffer,

etwas Meersalz

Endoferm, Kurkuma

2 EL Distelöl

Saft von ½ Zitrone

- Die Gurke mit der Gemüsebürste abbürsten, waschen und mit dem Gemüsehobel in feine Scheiben hobeln. Aus dem Distelöl, dem Zitronensaft und den Gewürzen ein Dressing zubereiten und den fein gehackten Dill und Borretsch dazugeben. Die Gurken mit dem Dressing vermischen und servieren.

Kohlrabisalat mit roter Kresse (S, W, F)

Zutaten für 2 Personen · · · · · · · · · · · · · Zubereitung 20 Minuten

1 roter Kohlrabi

1 weißer Kohlrabi

1 Frühlingszwiebel

frische Kerbelblätter

1 Handvoll rote Kresse

Karottendressing (siehe Seite 145)

- Den Kohlrabi waschen, schälen und klein raspeln. Die Frühlingszwiebel waschen, schälen und klein würfeln. Das Karottendressing zubereiten und mit den Kohlrabiraspeln und den klein gehackten Kerbelblättern vermischen. Die rote Kresse über den Salat geben.

Löwenzahnsalat mit Weizensprossen (F, S)

Zutaten für 2 Personen   Zubereitung 15 Minuten
150 g junger Löwenzahn
1 Frühlingszwiebel
3 EL Weizensprossen
Karottendressing (siehe Seite 145)

- Die Löwenzahnblätter waschen und abtropfen lassen. Die Zwiebel schälen und klein hacken. Karottendressing zubereiten und mit den Löwenzahnblättern, der Zwiebel und den Weizensprossen vermischen.

tipp   Setzen Sie die Weizensprossen 3 Tage vorher an. Wahlweise können Sie auch fertige Sprossen verwenden.

Pflücksalat mit Radieschensprossen (F, S, H)

Zutaten für 2 Personen   Zubereitung 10 Minuten
150 g Pflücksalat
1 Handvoll Radieschensprossen
1 kleine Frühlingszwiebel
¼ Bund Schnittlauch
Würzdressing (siehe Seite 146)
6–8 Gänseblümchenblüten

- Den Pflücksalat waschen und abtropfen lassen. Die Frühlingszwiebel waschen und sehr fein schneiden. Den Schnittlauch
  waschen und in Röllchen schneiden. Das Würzdressing zubereiten und mit dem Pflücksalat, der Zwiebel und dem Schnittlauch vermischen. Die Gänseblümchen locker über dem Salat
  verteilen.

Posteleinsalat (S, H)

Zutaten für 2 Personen   Zubereitung 15 Minuten
200 g Postelein
1 kleine rote Zwiebel
6–8 Radieschen
Kohlrabidressing (siehe Seite 146)

- Zubereitungszeit: 15 Minuten
- Die Posteleinblätter waschen und gut abtropfen lassen. Die
  Zwiebel schälen und klein hacken. Die Radieschen waschen
  und in dünne Scheiben schneiden. Das Kohlrabidressing zubereiten und mit den Radieschen, der Zwiebel und den Postel-
  einblättern vermischen.

tipp Postelein (Gartenportulak) kann man auch gut in
kleinen Schalen auf der Fensterbank ziehen – wie die Gartenkresse.

Rapunzelsalat mit Steinchampignons (H, W, F)

Zutaten für 2 Personen   Zubereitung 10 Minuten

150 g Rapunzelsalat (Feldsalat)

1 kleine Zwiebel

6–7 Steinchampignons

40 g frische Winterkresse

Basisdressing (Seite 145)

oder Würzdressing (Seite 146)

- Die Rapunzeln gut waschen, die Steinchampignons waschen, mit einem Gemüse- oder Trüffelhobel sehr fein hobeln und über die Rapunzeln geben. Das Dressing herstellen, die Zwiebel fein hacken und zum Dressing geben. Die Kresse waschen und mit dem Salat, der Zwiebel und dem Dressing mischen.

Romanasalat mit Kapuzinerkresseblüten (S, H)

Zutaten für 2 Personen   Zubereitung 10 Minuten

1 Kopf Romanasalat (auch Römersalat genannt)

1 kleine Zwiebel

1 Handvoll frische Blüten der Kapuzinerkresse

Basis- oder Karottendressing (siehe Seite 145)

- Romanasalat waschen und in mittelgroße Blätter schneiden, die Zwiebel klein würfeln und das Basis- oder das Karottendressing zubereiten. Das Dressing unter den Salat mischen und mit den Kapuzinerkresseblüten dekorieren. Sie können auch einige Blätter Kapuzinerkresse unter den Salat mischen.

info Kapuzinerkresse sieht nicht nur dekorativ aus, sie schmeckt auch sehr würzig, stärkt das Immunsystem und wirkt gegen Pilze. Sie finden sie auf Marktständen, Sie können sie aber auch im Mai im Garten oder in einem Topf aussäen, dann blüht sie ab Juli. Ein Pflanzenauszug gegen Pilzerkrankungen ist im Handel erhältlich.

Rukolasalat mit frischen Champignons (S, H)

Zutaten für 2 Personen   Zubereitung 10 Minuten
200 g Rukola (Salatrauke)
7 Cocktailtomaten
7 Champignons
1 kleine Schalotte
Basisdressing mit Walnussöl
1 TL Schwarzkümmel

- Rukolablätter und Cocktailtomaten waschen, Champignons abreiben, die Stiele ausputzen, die Schalotte schälen und fein würfeln. Cocktailtomaten halbieren, Champignons mit einem Trüffelhobel in sehr dünne Scheiben schneiden. Mit dem Basisdressing vermischen.

Salat von jungen Spinatblättern (H, W)

Zutaten für 2 Personen   Zubereitung 20 Minuten
4 Handvoll junge (kleine) Spinatblätter
10–12 frische Steinchampignons
1 Schalotte
Kohlrabidressing (siehe Seite 146)

- Die Spinatblätter waschen, falls nötig die Stiele etwas abschneiden. Die Steinchampignons putzen und in hauchdünne Scheiben schneiden – geht am besten mit einem Trüffelhobel. Die

Schalotte sehr fein hacken, das Kohlrabidressing zubereiten und unter die Spinatblätter mischen. Die Steinchampignons locker darüber verteilen.

Salat von Lattich mit Gänseblümchen (F)

Zutaten für 2 Personen   Zubereitung 10 Minuten

100 g roter Lattich

100 g grüner Lattich

1 kleiner Bund Wildkräuter vom Markt

oder aus dem Garten

(Bibernelle, Sauerampfer, Brennnessel, Löwenzahn)

6–8 Gänseblümchenblüten

1 Frühlingszwiebel

Karottendressing (siehe Seite 145)

- Die Lattichblätter und die Wildkräuter waschen und abtropfen lassen, die Zwiebel klein schneiden und das Karottendressing zubereiten. Die Kräuter etwas klein zupfen und alle Zutaten vermischen. Die Gänseblümchenblüten darüberstreuen.

Tomatensalat mit Basilikum (S)

<u>Zutaten für 2 Personen</u>   Zubereitung 20 Minuten

300 g vollreife Eiertomaten
(auch Kirschtomaten eignen sich gut für dieses Rezept)
1 mittelgroße Zwiebel
½ Bund Basilikum
schwarzer Pfeffer
etwas Meersalz
Saft von ½ Zitrone
2 EL Olivenöl
Endoferm

* Die Tomaten waschen, in feine Scheiben oder Würfel schneiden. Die Zwiebel klein hacken und zu den Tomaten geben. Aus dem Olivenöl, dem Zitronensaft und den Gewürzen ein Dressing zubereiten und unter die Tomaten mischen. Die Basilikumblätter waschen, vom Stiel zupfen und über dem Salat verteilen.

tipp Dies ist ein reines Sommerrezept – Tomaten schmecken vollreif am besten und sind dann auch am basischsten.

Türkischer Salat (S, H)

<u>Zutaten für 2 Personen</u>   Zubereitung 20 Minuten

1grüne Paprika

1 gelbe Paprika

1 kleine Stange Lauch

10 Kirschtomaten

1 rote Zwiebel

10–12 schwarze Oliven

Sellerieblätter

etwas Rosmarin, Thymian und Majoran

Basisdressing mit Olivenöl (siehe Seite 145)

* Die grüne und die gelbe Paprika waschen und in kleine Würfel schneiden. Die Lauchstange und die Sellerieblätter waschen und in hauchdünne Streifen schneiden. Die Kirschtomaten waschen und halbieren. Die rote Zwiebel klein hacken, das Basisdressing zubereiten und mit der Zwiebel, den Kräutern und den übrigen Zutaten vermischen.

AUFWENDIGERE SALATE

Brokkolisalat mit Mandelsplittern (F, S, H, W)

Zutaten für 2 Personen   Zubereitung 30 Minuten
500 g Brokkoli
50 g Mandelsplitter
1 Karotte
1 kleine Zwiebel
½ Schälchen grüne Kresse
Würzdressing (siehe Seite 146)

- Den Brokkoli putzen, waschen und in kleine Röschen teilen. Die Brokkoliröschen in Kräutersalzwasser wenige Minuten blanchieren (bis sie ein sattes Grün angenommen haben).
- Die Karotten waschen, schälen und fein raspeln, die Zwiebel waschen, schälen und in kleine Würfel hacken. Das Würzdressing zubereiten und mit den Brokkoliröschen, den Zwiebeln und den Mandelsplittern vermischen. Die Kresse über den Salat streuen.

info   Brokkoli gehört neben Spinat und Grünkohl zu den besten Magnesiumlieferanten, auch sein Zink-und Folsäuregehalt ist bemerkenswert hoch.

Gut zu wissen

Antioxidanzien schützen vor Krankheiten

Wussten Sie, dass 100 g Brokkoli fast so viel Vitamin C enthält wie 100 g Orangen und fast doppelt so viel Vitamin E? Vitamin C und Vitamin E sind Antioxidanzien – Substanzen, die freie Radikale binden können. Freie Radikale sind maßgeblich an der Entstehung von Krebserkrankungen und anderen chronischen Erkrankungen beteiligt. Diese Schutzwirkung kommt noch mehr in Brokkolisprossen zum Tragen, da diese in jedem Fall frisch und auch konzentrierter in ihrer Wirkung sind.

Eiszapfensalat mit Schwarzkümmel (H, W, F)
Gut vorzubereiten

7 Eiszapfen (kleine weiße Rettichsorte)   Zubereitung 25 Minuten
1 TL Schwarzkümmel
Basisdressing (siehe Seite 145)

- Die Eiszapfen mit der Gemüsebürste unter fließendem Wasser abbürsten und auf der Gemüsereibe raspeln. Das Würzdressing zubereiten und mit dem Schwarzkümmel unter den Rettich mischen. Dieser Salat schmeckt am besten, wenn Sie ihn einige Stunden durchziehen lassen.

Rote-Bete-Salat (F, H, W)

Zutaten für 2 Personen   Zubereitung 30 Minuten
200 g Rote Bete
1 Kohlrabi
1 TL Zitronensaft
etwas Kräutersalz
2 EL Sonnenblumenöl
2 EL Sesamsamen oder Gomasio (Sesamsalz)

- Rote Bete waschen, schälen, fein raspeln. Kohlrabi waschen, schälen und dazuraspeln. Den Zitronensaft, das Kräutersalz, das Öl und die Sesamsamen oder das Gomasio dazugeben und vermischen.

Salat von Pastinaken und Möhren (F, H, W)

Gut vorzubereiten

<u>Zutaten für 2 Personen</u>   Zubereitung 30 Minuten

1 mittelgroße Pastinake

1 mittelgroße Möhre

1 Zwiebel

Basisdressing (siehe Seite 145)

½ Schälchen grüne Gartenkresse

- Die Pastinake und die Möhre schälen, waschen und fein raspeln. Die Zwiebel klein hacken, das Dressing zubereiten und unter die Pastinake und die Möhre mischen. Dieser Salat kann auch in einer größeren Menge für einige Tage Vorrat hergestellt werden und eignet sich gut als Beilage für einen grünen Salat.

info   Pastinaken erinnern vom Aussehen an Möhren oder Petersilienwurzel.

Salat von schwarzem Rettich (W, S)

Gut vorzubereiten

<u>Zutaten für 2 Personen</u>   Zubereitung 20 Minuten
1 mittelgroßer schwarzer Rettich
1 kleine Zwiebel
Basisdressing (siehe Seite 145)

* Den Rettich schälen und klein raspeln. Dressing herstellen und eine klein gehackte Zwiebel dazugeben. Diesen Salat können Sie auf Vorrat herstellen. Er hält sich gut mehrere Tage im Kühlschrank.

tipp Der schwarze Rettich gehört zu den Nahrungsmitteln, welche die größte Basenwirkung im Körper haben. Nicht umsonst ist er ein beliebtes Hausmittel bei Bronchitis, denn er wirkt stark entschleimend.

Zuckerschotensalat mit Tomaten (S, Frühherbst)

<u>Zutaten für 2 Personen</u>   Zubereitung 45 Minuten
250 g Zuckerschoten
1 mittelgroße Zwiebel
7–8 Kirschtomaten
Basisdressing (siehe Seite 145)

- Die Enden der Zuckerschoten abschneiden, die Schoten waschen und in mit Kräutersalz gewürztem Wasser 10 Minuten garen. Die Zwiebel schälen und klein hacken, die Kirschtomaten waschen und halbieren. Das Basisdressing zubereiten und unter die noch warmen Zuckerschoten, die Zwiebel und die Tomatenhälften mischen.

ROHKOSTVORSPEISEN (CARPACCIOS)

Carpaccio von Kohlrabi (F, S, H, W)

<u>Zutaten für 2 Personen</u>   Zubereitung 20 Minuten
1 weißer Kohlrabi
1 roter Kohlrabi
1 Karotte
1 Lauchzwiebel
1 Stange Staudensellerie
3 EL Sonnenblumenöl
Saft von ½ Zitrone
Kräutersalz, weißer Pfeffer
3 EL frische Sprossen (besonders gut
schmecken Radieschen- und Brokkolisprossen)

- Die Karotte, die Lauchzwiebel und den Sellerie schälen und klein hacken. Aus Öl, Zitronensaft, Kräutersalz, Pfeffer und den Sprossen ein Dressing bereiten und das klein gehackte Gemüse daruntermischen – wenn Sie keine Sprossen zur Hand haben, können Sie auch Schnittlauch oder Kresse nehmen.
- Die Kohlrabi schälen und in hauchdünne Scheiben schneiden. Kreisförmig auf zwei große Teller auslegen und das Dressing darübergeben.

Carpaccio von frischen Champignons (F, S, H, W)

Zutaten für 2 Personen   Zubereitung 20 Minuten
150 g schöne, große Champignons
2 reife Tomaten (oder einige Cocktailtomaten)
schwarzer Pfeffer aus der Mühle
1 TL Olivenöl
1 EL Zitronensaft, frisch gepresst
einige frische Basilikumblättchen

- Die Champignons putzen und in hauchdünne Scheiben schneiden. Die Tomaten waschen und sehr fein würfeln. Die Pilzscheiben auf zwei große Teller dekorativ auslegen und die Tomatenwürfel mit den Basilikumblättern darüber verteilen.
- Aus dem Olivenöl, dem Zitronensaft, dem Salz und dem Pfeffer eine Marinade zubereiten und über die Champignons geben.

Carpaccio von Navets-Rübchen (H, W)

Zutaten für 2 Personen   Zubereitung 10 Minuten
3 Navets-Rübchen (fallen meist recht klein aus)
grüne oder rote Gartenkresse
Karottendressing (siehe Seite 145)

- Die Navets-Rübchen schälen, waschen und mit einem feinen Gemüsehobel oder einem Trüffelhobel sehr fein hobeln. Das Dressing zubereiten, die Navets-Rübchen kreisförmig auf ei-

169

ner Platte auslegen und das Dressing mit einem Löffel darüber verteilen. Die Kresse darüberstreuen.

info Navets-Rübchen findet man besonders im Herbst, Winter und im zeitigen Frühjahr auf den Wochenmärkten und in Naturkostläden. Sie erinnern in ihrem Geschmack an Rettich, sind aber wesentlich milder und ergeben ein aromatisches Carpaccio.

Carpaccio von rotem rundem Rettich (H, W)

Zutaten für 2 Personen   Zubereitung 10 Minuten
2 mittelgroße oder
3 kleine runde Rettiche
(eine milde Rettichart)
1/3 Bund Schnittlauch
1 TL Schwarzkümmel
Basisdressing (siehe Seite 145)

- Den Rettich waschen, schälen, mit einer Gemüsereibe sehr fein hobeln und kreisförmig auf zwei Teller legen. Das Dressing zubereiten, den Schnittlauch und den Schwarzkümmel dazugeben und die Mischung tropfenweise über die Rettichscheiben verteilen.

SUPPEN UND EINTÖPFE

Cremige Brokkolisuppe mit Sprossen (F, S, H, W)

Zutaten für 2 Personen   Zubereitung 30 Minuten
500 g Brokkoli
3 TL Brokkolisprossen
(fertig oder aus Samen selbst ziehen)
6 kleine Kartoffeln
1 kleine Zwiebel
Muskatnuss, weißer Pfeffer,
Kräutersalz, Kurkuma
500 ml Gemüsebrühe

- Die Zwiebel sehr fein hacken, den Brokkoli waschen und in kleine Röschen teilen, die Kartoffeln waschen, schälen und in Scheiben schneiden. Die Gemüsebrühe erhitzen und alle Zutaten hineingeben, würzen und etwa 20 Minuten kochen lassen (Garprobe machen).
- Die Suppe mit dem Zauberstab pürieren und vor dem Servieren die Brokkolisprossen darüberstreuen.

Die schnelle »Basische« – die Restesuppe (F, S, H, W)

Zutaten für 2 Personen   Zubereitung 10–15 Minuten
Gemüsereste, beispielsweise
1 Stange Lauch
2 Karotten
1 Rest Kohlrabi
1 Lauchzwiebel
etwas Sonnenblumenöl
1 l Gemüsebrühe
Gewürze
2 Kartoffeln

- Die Lauchzwiebel klein schneiden und in etwas Sonnenblumenöl glasig dünsten. Die Gemüsereste klein schneiden, dazugegeben und das Ganze mit der Gemüsebrühe auffüllen und würzen. Nach Belieben können noch zwei Kartoffeln dazugeschnitten werden.

tipp Diese Suppe lässt sich schnell und unkompliziert aus Gemüseresten anfertigen und ist eine äußerst bekömmliche Abendmahlzeit, auch wenn Sie gerade nicht fasten. Ich bereite sie oft am Sonntagabend aus Gemüse zu, das vom Wochenende übrig geblieben ist – so habe ich für den Montagabend schon ein basisches Essen.

Gemüsebrühe (F, S, H, W)

Zutaten (für 1 Person für 1 Tag)   Zubereitung 45 Minuten

1 Bund Suppengemüse

1 Petersilienwurzel

1 Butterrübchen

1 Zwiebel

1,5 l Wasser

3 Liebstöckelblätter, vorzugsweise frisch

1 Lorbeerblatt

1 Prise Muskat

1 Prise Meersalz

1 Bund frische gemischte Kräuter, gehackt

- Das Suppengemüse, die Petersilienwurzel und das Butterrübchen putzen, waschen und in kleine Würfel schneiden. Die Zwiebel schälen und klein schneiden.
- Das Wasser mit dem Gemüse und der Zwiebel in einen Topf geben, aufkochen und bei mittlerer Hitze 10–15 Minuten köcheln lassen. Die Gewürze dazugeben und abschmecken. Weitere 15 Minuten köcheln. Danach die Kräuter darüberstreuen.

tipp Wenn Sie die Suppe durch ein Passiersieb geben, erhalten Sie Gemüsebrühe. Die Suppe kann aber auch mit der Gemüseeinlage verwendet werden.

Halloweensuppe vom Muskatkürbis (H, W)

<u>Zutaten für 2 Personen (Vorrat)</u>　　　　Zubereitung 45 Minuten

1 mittelgroßer Muskatkürbis (oder andere Sorte)

5 mittelgroße Kartoffeln

1,5 l Wasser

etwas weißer Pfeffer und Kurkuma

1 TL Gemüsebrühe

einige Sellerie- oder Liebstöckelblätter

etwas Petersilie und Schnittlauch

- Den Kürbis aushöhlen (aus ihm kann später ein Halloweengeist geschnitzt werden). Das Fleisch in einen Kochtopf geben. Die Kartoffeln schälen, in Scheiben schneiden und dazugeben. Mit dem Wasser, der Gemüsebrühe und den Gewürzen aufkochen und ca. 25 Minuten kochen lassen.
- Die Suppe mit dem Zauberstab pürieren und mit Petersilie und Schnittlauch bestreut servieren.

Karottensuppe mit frischen Pfifferlingen (S, H)

Zutaten für 2 Personen   Zubereitung 35 Minuten

3 Karotten

3 mittelgroße Kartoffeln

10 Pfifferlinge

½ Zwiebel

1 EL Olivenöl

¾ l Wasser

1 TL Gemüsebrühe von Demeter

1 Prise Herbamare

1 Prise weißer Pfeffer

etwas Petersilie

- Karotten und Kartoffeln waschen und schälen, klein schneiden und in ½ l Gemüsebrühe etwa 15 Minuten dünsten. Inzwischen die Pfifferlinge putzen, waschen und evtl. klein schneiden.
- Zwiebel klein hacken und im Olivenöl andünsten, Pfifferlinge dazugeben und ebenfalls leicht andünsten. Karotten und Kartoffeln mit dem Zauberstab pürieren. Mit Pfifferlingen und gehackter Petersilie anrichten.

Möhrensuppe (F, S, H, W)

<u>Zutaten für 2 Personen</u>   Zubereitung 20 Minuten

250 g Möhren
1 EL Olivenöl, kalt gepresst
½ l Gemüsebrühe
2 EL Hefeflocken
1 Prise Curry (Vorsicht Allergiker!)
Pfeffer, frisch gemahlen
Salz
einige Thymianblättchen
klein gehackte, frische Kräuter der Saison

- Die Möhren waschen, bürsten oder schälen und mittelgrob raspeln. Das Öl erhitzen und die Möhren darin etwa 2 Minuten andünsten. Mit der Brühe zugedeckt ca. 10 Minuten köcheln lassen.
- Die Hefeflocken und die Gewürze dazugeben. Die Suppe mit einem Mixstab pürieren. Nach Belieben noch etwas Wasser dazugeben, mit frischen Kräutern bestreut servieren.

Steckrübeneintopf (H, W)

Zutaten für 2 Personen   Zubereitung 45 Minuten

1 mittelgroße Steckrübe

2 Karotten

1 Stange Lauch

1 Petersilienwurzel

1 kleine Zwiebel

Kräutersalz, Galgant, etwas Endoferm, schwarzer Pfeffer

einige Blätter Liebstöckel (ersatzweise glatte Petersilie)

500 ml Gemüsebrühe

- Die Steckrübe, die Karotten und die Petersilienwurzel waschen, schälen und in Würfel schneiden. Den Lauch waschen und in kleine Streifen schneiden. Die Zwiebel klein würfeln und alle Zutaten zu der Gemüsebrühe geben und etwa 20 Minuten kochen lassen. Gegebenenfalls noch ein wenig nachwürzen, es sollte aber nicht zu stark gewürzt sein.

tipp Diese Suppe ist ideal für Berufstätige, denn Sie können sie am Vorabend oder als Vorrat für zwei bis drei Tage zubereiten. Wenn Sie völlig ausgehungert von der Arbeit kommen ist es sehr angenehm zu wissen, dass Sie nur noch schnell eine Suppe aufwärmen müssen.

Süppchen aus Süßkartoffeln mit Stielmus (F, S)
Gut vorzubereiten

Zutaten für 2 Personen   Zubereitung 40 Minuten
6–7 Süßkartoffeln (je nach Größe)
1 mittelgroße Zwiebel
½ l Gemüsebrühe
weißer Pfeffer
einige Blätter Liebstöckel
etwas Kerbel
2 EL Sonnenblumenöl
3–4 Blätter Stielmus
etwas Schnittlauch

- Die Süßkartoffeln waschen, schälen und in Scheiben schneiden. Die Zwiebel schälen, klein schneiden und in etwas Sonnenblumenöl andünsten. Die Kartoffelscheiben, die Gemüsebrühe, den Pfeffer, den Liebstöckel und den Kerbel dazugeben und etwa 20 Minuten garen.
- Die Stielmusblätter waschen, klein schneiden und gegen Ende der Garzeit dazugeben. Die Suppe pürieren, anrichten und mit Schnittlauch bestreuen.

SCHNELLE GEMÜSEGERICHTE

Austernpilzpfanne mit Grünkohl (H, W)

<u>Zutaten für 2 Personen</u>   Zubereitung 45 Minuten

160 g Austernpilze

1 Frühlingszwiebel

1 Stiel Grünkohl

2 mittelgroße Karotten

2 EL Sesamöl (wahlweise auch Sonnenblumenöl)

1 Tasse Gemüsebrühe

etwas schwarzer Pfeffer

etwas Kurkuma

1 Prise gemahlener Ingwer

1 TL Schwarzkümmel

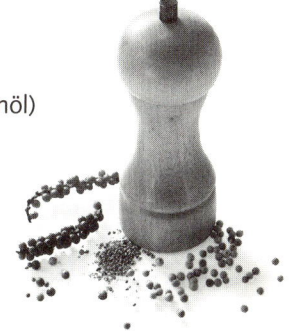

- Die Frühlingszwiebel waschen und klein schneiden. Die Karotten waschen, schälen und in sehr kleine Streifen schneiden. Die Austernpilze waschen und in Streifen schneiden. Den Grünkohl waschen und in dünne Streifen schneiden.
- Das Öl in einer Pfanne oder einem Wok erhitzen, die Zwiebel glasig dünsten und die Austernpilze unter Rühren dazugeben. Unter ständigem Rühren den Grünkohl und die Karotten dazugeben. Mit etwas Gemüsebrühe ablöschen und etwa 20 Minuten dünsten. Dieses Gericht schmeckt alleine oder mit zwei Kartoffeln als Beilage.

tipp Wenn Ihnen die Soße zu dünnflüssig ist, können Sie eine Kartoffel abkochen, mit einer Gabel zerdrücken, 3–4 EL Soße unterrühren und zum Gemüse geben. Dadurch wird die Soße sämiger.

Carli-Paprika aus der Pfanne (F, S, H, W)
Superschnell

Zutaten für 2 Personen   Zubereitung 10 Minuten
10 Carli-Paprika
2 EL Olivenöl
etwas Kräutersalz

• Die Paprika waschen, abtrocknen und in dem Olivenöl einige Minuten andünsten, bis sie leicht die Farbe verändern. Mit dem Kräutersalz würzen und servieren.

info Carli-Paprika (wird Tscharli ausgesprochen) ist eine hellgrüne milde Paprikasorte, die meist in türkischen Lebensmittelgeschäften erhältlich ist.

Brokkoli-Fenchel-Gemüse (S, H, W)

Zutaten für 2 Personen   Zubereitung 30 Minuten
500 g Brokkoli
250 g Fenchel
2–3 EL Oliven- oder Traubenkernöl
Pfeffer, frisch gemahlen
Salz
2 EL Petersilie, frisch gehackt

- Das Gemüse putzen und waschen. Den Brokkoli in mittelgroße Röschen zerteilen und diese längs halbieren. Dicke Strunkteile schälen und grob würfeln. Den Fenchel in sehr feine Streifen hobeln.
- In einer großen Pfanne 1–2 Esslöffel des Öls erhitzen, zuerst den Fenchel und die geschnittenen Strunkstücke, 2–3 Minuten später die Röschen dazugeben und unter Rühren anbraten.
- Etwa 75 ml Wasser angießen und alles zugedeckt bei schwacher Hitze etwa 10 Minuten weiterdünsten. Mit Pfeffer und Salz würzen. Das restliche Öl darüberträufeln.

Hokaido mit Erbsen und Igel-Stachelbart (H, W)

<u>Zutaten für 2 Personen</u>   Zubereitung 35 Minuten
1 kleinerer Hokaido-Kürbis
2 Handvoll frische Erbsen
1 Handvoll Igel-Stachelbart
2 Lauchzwiebeln
2 EL Sonnenblumenöl, kalt gepresst
Kräutersalz
weißer Pfeffer

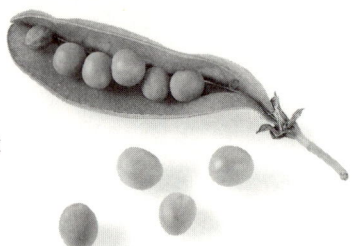

- Die Schalen der Erbsen entfernen, die Erbsen waschen und in etwas Gemüsebrühe weich dünsten. Den Hokaido mit der Gemüsebürste schrubben und abwaschen, mit der Schale in kleine Streifen schneiden und beiseite legen.

- Die Lauchzwiebeln waschen, klein schneiden und im erhitzten Olivenöl andünsten. Jetzt kann der klein geschnittene Hokaido dazugegeben und unter ständigem Rühren gedünstet werden.

- Je nachdem, wie dünn der Hokaido geschnitten wurde, braucht er 15–20 Minuten, bis er gar ist. Den Igel-Stachelbart klein schneiden und gegen Ende der Garzeit zugeben.

info   Hokaido-Kürbis ist sehr sämig und schmeckt sehr aromatisch. Igel-Stachelbart oder Pom-Pom blanc ist ein aus China stammender, sehr leckerer Pilz. Er enthält viele essenzielle Aminosäuren, Mineralstoffe sowie Zink, Selen und Eisen.

Italienisches Frühlingsgemüse (F, S)

<u>Zutaten für 2 Personen</u>   Zubereitung 45 Minuten
1 Bund junge Möhren
1 Staude Staudensellerie mit Sellerieblättern
2 EL Olivenöl
Gemüsebrühe
weißer Pfeffer
Majoran, Oregano

- Die Möhren unter fließendem Wasser mit der Gemüsebürste säubern und in dünne Scheiben schneiden. In etwas Olivenöl andünsten, würzen, eine Tasse Gemüsebrühe dazugeben und einige Minuten dünsten, bis sie »al dente« sind. Den Sellerie waschen und die holzigen Fasern abschälen. In dünne Scheiben schneiden und in der Gemüsebrühe »al dente« garen.
- Die Blätter des Selleries waschen und klein schneiden. Die beiden Gemüse nebeneinander anrichten und die klein geschnittenen Blätter des Selleries unter das Selleriegemüse mischen.

Junge Möhren auf einem Sojasprossenbett (F, S)

<u>Zutaten für 2 Personen</u>   Zubereitung 35 Minuten
1 Bund junge Möhren
2 Handvoll frische Sojasprossen
(gibt es auf dem Wochenmarkt und in Gemüsegeschäften)
1 kleine Zwiebel
etwas frische Gartenkresse
2 EL Sesam- oder Sonnenblumenöl
weißer Pfeffer
1 Prise gemahlener Ingwer
Kräutersalz

- Die Möhren unter fließendem Wasser mit der Gemüsebürste säubern. Das Kraut so abschneiden, dass grüne Stängel von 5–7 cm übrig bleiben. In einem Topf Wasser mit Kräutersalz würzen und die ganzen Möhren darin sieden lassen, bis sie »al dente« sind.
- Die Zwiebel fein würfeln und in dem Sesamöl glasig dünsten. Die Sojasprossen waschen, dazugeben und würzen. Nicht anbraten lassen – nur kurz andünsten, bis sie gut warm sind. Auf einem Teller die Sojasprossen ausbreiten, die Möhren fächerförmig darüber ausbreiten und mit der Kresse garnieren.

tipp Sesamöl schmeckt nussig und gibt dem Gericht ein besonderes Aroma, vor allem in Kombination mit dem Ingwer.

Junge Buschbohnen mit Eiertomaten (S, H)

Zutaten für 2 Personen   Zubereitung 30 Minuten
2 Handvoll Buschbohnen
3–4 Eiertomaten
1 mittelgroße rote Zwiebel
2 EL Olivenöl
weißer Pfeffer
Kräutersalz
einige Stängel frisches Bohnenkraut
(aus dem Garten oder vom Wochenmarkt)
etwas frisches Basilikum
¼ l Gemüsebrühe

- Die Buschbohnen waschen, die Spitzen abschneiden und die Bohnen abtropfen lassen. Die Zwiebel schälen, fein schneiden und in Olivenöl glasig dünsten. Die Buschbohnen hinzufügen, nach kurzem Andünsten mit der Gemüsebrühe ablöschen und die Gewürze dazugeben.
- Die Eiertomaten waschen und in kleine Würfel schneiden. Wenn die Bohnen fast gar sind, die Eiertomaten unter die Bohnen mischen und noch etwa eine Minute lang erwärmen. Dazu können ein bis zwei Kartoffeln gegessen werden.

Mediterranes Gemüse al forno (S, Frühherbst)

Zutaten für 2 Personen   Zubereitung 50 Minuten

2 mittelgroße Zucchini

12 schwarze Oliven

12 reife kleine Tomaten

1 Zwiebel

20 frische Basilikumblätter

3 EL Olivenöl

Gemüsebrühe

schwarzer Pfeffer, Kräutersalz

Thymian

Rosmarin

- Die Zucchini unter fließendem Wasser mit der Gemüsebürste säubern und mit einem scharfen Messer so der Länge nach aufschneiden, dass sie wie ein Fächer ausgebreitet werden kann. Die Zucchini etwa 15 Minuten in Gemüsebrühe garen.
- Die Zwiebel klein schneiden, im Olivenöl glasig dünsten und in einer Auflaufform gleichmäßig verteilen. Die ausgebreitete Zucchini in die Auflaufform geben, die Oliven, die Tomatenscheiben, Rosmarin und Thymian darüber verteilen. Im vorgeheizten Ofen bei 180 °C wenige Minuten erwärmen. Die Basilikumblätter erst kurz vor dem Servieren darüber verteilen.

Pellkartoffeln mit Avocadocreme (F, S, H, W)
Ganz einfach

Zutaten für 2 Personen   Zubereitung 30 Minuten

10 mittelgroße Kartoffeln

2 Avocados

Saft von ½ Zitrone

1 Prise Meersalz

1 Prise weißer Pfeffer

½ Schälchen Kresse

- Pellkartoffeln abkochen. Die Avocado schälen und entkernen, mit der Gabel zerdrücken, die Gewürze und den Zitronensaft untermischen.

Petersilienwurzel-Karotten-Spaghetti (S, H, W)

Zutaten für 2 Personen   Zubereitung 30 Minuten
1 große, gerade Petersilienwurzel
2 gerade Karotten
2 EL Distelöl
1 Zwiebel
Kräutersalz
schwarzer Pfeffer
⅛ l Gemüsebrühe
einige Blätter Petersilie

- Petersilienwurzel und Karotten waschen, schälen und in der Gemüse-Spaghettimaschine zu Spaghetti drehen. Die Zwiebel schälen, sehr fein schneiden und im Distelöl andünsten.
- Die Gemüsespaghetti dazugeben, kurz andünsten und die Gemüsebrühe dazugeben. Unter Umrühren al dente werden lassen und würzen. Die Petersilie über die fertigen Spaghetti geben.

Pilzragout an Petersilienkartoffeln (F, S, H, W)

<u>Zutaten für 2 Personen</u> Zubereitung 40 Minuten

6–8 kleine Kartoffeln

100 g Champignons

100 g Austernpilze

100 g Shiitakepilze

1 mittelgroße Zwiebel

2 EL Sonnenblumenöl

etwas Demeter-Gemüsebrühe

1 TL Gomasio

Kräutersalz

Pfeffer

½ Bund gehackte Petersilie

- Die Pilze säubern und klein schneiden. Etwa ein Viertel der Pilze klein hacken, mit der halben, klein geschnittenen Zwiebel in Öl andünsten, die Gemüsebrühe dazugeben, würzen und mit dem Zauberstab pürieren.
- Die übrigen Pilze mit der restlichen Zwiebel in Öl andünsten und die pürierte Pilzsoße zugeben. Die Kartoffeln kochen, schälen und in der gehackten Petersilie wälzen.

AUFWENDIGERE GEMÜSEGERICHTE

Bunter Gemüsetopf (F, S, H, W)

<u>Zutaten für 2 Personen</u>   Zubereitung 40 Minuten
1 gelbe Paprika
1 rote Paprika
1 Zucchini
1 Stange Lauch
2 Tomaten
250 g Kartoffeln, gekocht (vom Vortag)
4 EL Sonnenblumenöl
etwas Basilikum und/oder einige Blätter Rukola

- Paprika, Zucchini und Lauch in feine Streifen schneiden. Die Kartoffeln schälen und in Würfel schneiden. Die Tomaten waschen und in Würfel schneiden. Das Öl in einer Pfanne oder im Wok erhitzen. Paprika, Zucchini und Lauch unter ständigem Rühren dazugeben und leicht andünsten (al dente). Die Gemüsemischung evtl. mit etwas Wasser ablöschen.
- Nun die Kartoffeln, Kräutersalz, Kurkuma und den weißen Pfeffer dazugeben. Ganz zum Schluss die Tomatenwürfel mit dem Basilikum und/oder klein geschnittenem Rukola untermischen.

Frische Pfifferlinge auf Zucchinispaghetti (S, H)

Zutaten für 2 Personen   Zubereitung 50 Minuten

2 mittelgroße, gerade Zucchini

1 kleine Zwiebel

150 g frische Pfifferlinge

4 EL Sonnenblumenöl

schwarzer Pfeffer

frische Petersilie

Kräutersalz

¼ l Gemüsebrühe

- Die Zucchini waschen, schälen und in der Gemüse-Spaghettimaschine zu Spaghetti verarbeiten. Die halbe Zwiebel klein schneiden und im Sonnenblumenöl andünsten. Die Zucchinispaghetti dazugeben, etwas Gemüsebrühe und unter ständigem Rühren weiterdünsten.

- Die Pfifferlinge gut putzen und gegebenenfalls etwas kleiner schneiden. Die Petersilie waschen und mit dem Wiegemesser fein hacken.

- In einem anderen Topf die andere halbe, klein geschnittene Zwiebel in etwas Sonnenblumenöl glasig rühren und die Pfifferlinge dazugeben. Mit etwas Gemüsebrühe ablöschen, würzen und die Petersilie dazugeben. Die Zucchinispaghetti auf einem Teller anrichten und die Pfifferlinge darüber verteilen.

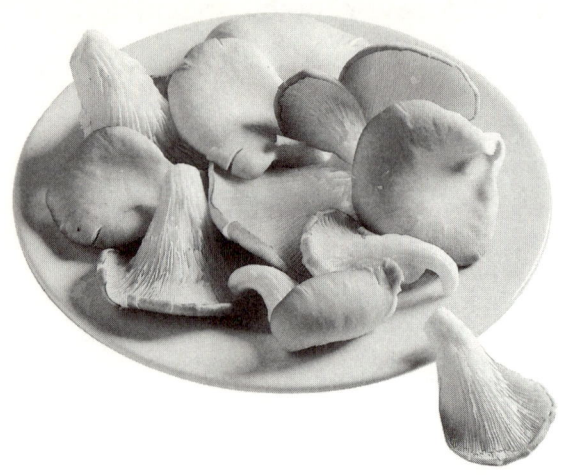

Gut zu wissen

Spaghetti aus Gemüse

Um die folgenden Zucchinispaghetti herzustellen, ist es von Vorteil, eine Gemüse-Spaghettimaschine zu benutzen. Es gibt sie in einigen Asienshops und auch unter der Bezeichnung »Spirali«. Diese Maschine funktioniert ganz einfach mechanisch, kostet nicht viel Geld und zaubert aus Zucchini, Kohlrabi, Rote Bete, Möhren und anderen festen Gemüsesorten im Nu Gemüse-Spaghetti – natürlich ohne Getreidegries. Auch roh, als Salat, schmecken die Gemüse-Spaghetti lecker und sehen sehr ansprechend aus.

Gefüllte Paprika »Försterin Art« (S, H)

Zutaten für 2 Personen   Zubereitung ca. 1 Stunde
2 gleich große gelbe Paprika
4 Pellkartoffeln
250 g frische Pfifferlinge oder gemischte Waldpilze
schwarzer Pfeffer
Kräutersalz
Glattpetersilie
Kerbel
2 EL Olivenöl

- Pfifferlinge abreiben (nicht waschen – nur kurz unter fließendem Wasser abbrausen), klein hacken und in etwas Olivenöl andünsten. Mit Pfeffer, Kräutersalz, Petersilie und Kerbel würzen. Die Kartoffeln zerstampfen und unter die Pilzmischung mischen.
- Die Paprika waschen, am Stiel abschneiden und mit der Pilzmischung füllen. Einige Tropfen Olivenöl darüberträufeln, mit Alufolie bedecken und im vorgeheizten Backofen etwa 20 Minuten garen.

Gefüllte Riesenchampignons (F, S, H, W)

<u>Zutaten für 2 Personen</u>   Zubereitung ca. 1 Stunde

4 Riesenchampignons

1 Schalotte

½ Bund frische Kräuter (Thymian, Oregano, Basilikum, Kerbel)

8–10 mittelgroße festkochende Kartoffeln

etwas Gemüsebrühe

reife Tomaten

1 EL Olivenöl

- Die Kartoffeln abkochen. In der Zwischenzeit die Champignons putzen, den Stiel herausdrehen, evtl. noch mit einem Löffel ausschaben und blanchieren. Die herausgenommenen Champignonreste bzw. -stiele klein schneiden und mit den klein gehackten Kräutern und der klein gehackten Schalotte mischen. Mit etwas Kräutersalz, Pfeffer und Muskat würzen. Die Tomaten waschen, ebenfalls klein hacken und zur Seite stellen.

- 2–3 gekochte Kartoffeln schälen, klein stampfen und mit etwas Gemüsebrühe und einem Esslöffel Olivenöl zu einem Brei von der Konsistenz eines normalen Kartoffelpürees verarbeiten (statt Olivenöl ist auch ein Esslöffel Pesto möglich). Sie können die Kartoffeln und die Gemüsebrühe auch mit dem Zauberstab pürieren. Nun die Champignon-Kräuter-Mischung mit der Kartoffelcreme verrühren und in die ausgehöhlten Riesenchampignons füllen.

- Eine Auflaufform mit etwas Olivenöl auspinseln und die gefüll- ten Champignons hineinsetzen. Ca. 15 Minuten in den Back- ofen bei 180 °C überbacken. Die Tomatenstückchen werden erst in den letzten 5 Minuten über der Füllung verteilt, damit sie nicht zu lange erhitzt werden. Die restlichen Kartoffeln dazu reichen.

Gefüllte Wirsingkörbchen (H, W, F)

Zutaten für 2 Personen   Zubereitung 45 Minuten
1 kleiner Wirsing
(was übrig bleibt, kann am nächsten Tag
in einer Suppe verwendet werden)
1 kleine Zwiebel
3 kleine Kartoffeln
1 Karotte
100 g Champignons
3 EL Sonnenblumenöl
Kräutersalz
schwarzer Pfeffer
Muskatnuss
etwas Gemüsebrühe

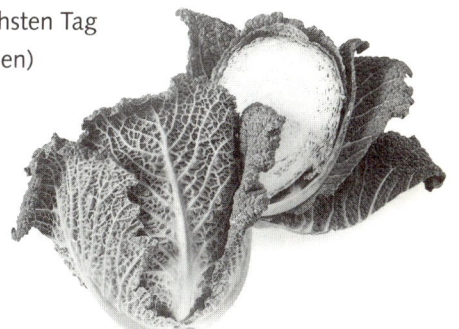

- Die Wirsingblätter blanchieren, 4 große Blätter davon zur Sei- te legen. Je nach Größe 2–3 Wirsingblätter in feine Streifen schneiden. Die Karotte, die Champignons und die Zwiebel in feine Scheiben schneiden. Die Zwiebel und die Karotte in Öl andünsten, danach den Wirsing und die Champignons zugeben. Würzen, dann die Gemüsebrühe beimengen.

- In der Zwischenzeit die Kartoffeln kochen, schälen und mit der Gabel zerdrücken. Sobald das Gemüse gar ist, die zerdrückten Kartoffeln dazugeben (dadurch wird es sämiger). Nun ca. 2 Esslöffel der Gemüsemasse in je eines der beiseitegelegten Wirsingblätter geben und die Blätter jeweils zu einem Körbchen schließen (mit etwas Bindfaden – ein Schnittlauchstängel geht auch). Dazu können auch 1–2 Pellkartoffeln gereicht werden.

Frische Möhren an Schwarzwurzelgemüse (S, H)

Zutaten für 2 Personen   Zubereitung 40 Minuten
1 Bund frische Möhren
5 mittelgroße Stangen Schwarzwurzeln
2 Frühlingszwiebeln
1 Schälchen Gartenkresse
2 EL Sonnenblumenöl
ca. 1 l Gemüsebrühe
weißer Pfeffer
Kräutersalz

- Die Schwarzwurzeln schälen – das ist ein wenig zeitaufwendig und schmutzig (Handschuhe verwenden), aber es lohnt sich, denn der Geschmack ist sehr aromatisch –, säubern und in 6–8 cm lange Stücke schneiden. Die Möhren mit der Gemüsebürste putzen, waschen und klein schneiden. Die Schwarzwurzeln in der Gemüsebrühe 15–20 Minuten garen.

- Die Frühlingszwiebeln säubern, klein schneiden und in dem Sonnenblumenöl glasig werden lassen. Die Möhren und die Gewürze dazugeben und mit etwas Gemüsebrühe ablöschen. Bei mittlerer Hitze sind die Möhren in ca. 10 Minuten gar. Die fertigen Schwarzwurzeln unter die Möhren mischen und mit Kresse bestreut servieren. Dazu können auch 1 oder 2 Pellkartoffeln gegessen werden.

Kohlrabi, gefüllt mit winterlichen Gemüsen (H, W)

Zutaten für 2 Personen   Zubereitung 50 Minuten

2 mittelgroße Kohlrabi

1 Karotte

1 Pastinake

1 Handvoll frische Erbsen

1 kleine Zwiebel

2 EL Sonnenblumenöl

1 Tasse Gemüsebrühe

etwas Kräutersalz

schwarzer Pfeffer

Galgant

1 Handvoll frische Kresse zum Verzieren

- Die Kohlrabi schälen, aushöhlen und in mit Kräutersalz gewürztem Wasser je nach Größe und Wanddicke 15–20 Minuten garen. Die kleinen Kohlrabiteile klein schneiden oder hacken. Die Karotte und die Pastinake schälen, waschen und auch klein schneiden oder hacken. Die Erbsen von der Schale entfernen und zu der Mischung geben.

- Die Zwiebel klein hacken und in 2 Esslöffel Sonnenblumenöl andünsten. Die klein geschnittenen Gemüse dazugeben und unter Umrühren dünsten. Die Gemüsebrühe und die Gewürze dazugeben.

- Die Kohlrabi aus dem Wasser nehmen, abtropfen lassen und mit der Gemüsemischung füllen. Mit der Kresse verzieren. Dazu passen 2 kleine Pellkartoffeln.

Rote-Bete-Gemüse (H, W)

Zutaten für 2 Personen   Zubereitung 30 Minuten

2 große Rote Bete (ca. 400 g)

2 EL Olivenöl, kalt gepresst

1 EL Rosmarinnadeln

1 kleine Stange Lauch

Kräutersalz

Pfeffer, frisch gemahlen

2 EL Gomasio

2 EL Kräuter nach Belieben

(wie Bibernelle, Petersilie),

frisch gehackt

- Rote Bete waschen, schälen, halbieren und in sehr feine Scheiben hobeln. Öl erhitzen, Rote Bete und Rosmarin unter Rühren andünsten, dann bei geschlossenem Deckel, nach Belieben unter Zugabe von ½ Tasse Wasser bei mittlerer Hitze noch etwa 15 Minuten dünsten.
- Inzwischen den Lauch putzen und gründlich waschen, in feine Streifen schneiden. Lauchstreifen zu den Roten Beten geben und zusammen noch etwa 4 Minuten unter gelegentlichem Rühren dünsten, dabei mit Salz und Pfeffer würzen. Das Gemüse mit Gomasio und Kräutern bestreut servieren. Dazu passen Pellkartoffeln.

Thymiankartoffeln an Olivenpüree (S, H, W)

Zutaten für 2 Personen   Zubereitung 30 Minuten
6 Kartoffeln »La Ratte«
(wahlweise Bamberger Hörnchen
oder Galatina »Sieglinde«)
2 EL Zitronenthymian
3 EL Olivenöl
12 grüne Oliven
12 schwarze Oliven
Herbes de Provence
Kräutersalz

- Die Kartoffeln werden nicht geschält, sondern mit der Gemüsebürste geputzt, dann abgewaschen und halbiert. Den Zitronenthymian waschen und mit dem Kräutersalz mischen. Die Kartoffeln mit Olivenöl bestreichen und in den Thymianblättchen wälzen.

- Im Backofen bei 190 °C etwa 25 Minuten kross backen – nicht zu braun werden lassen. Die Oliven mit den Herbes de Provence mischen, pürieren und zu den »Thymianratten« servieren.

info La Ratte ist eine besonders kleine und leckere Kartoffelsorte aus Frankreich, die es das ganze Jahr über gibt. Bamberger Hörnchen ist die deutsche Variante davon und nur im Herbst und Winter zu bekommen. Galatina »Sieglinde« kommt aus Italien und ist bis ins Frühjahr erhältlich.

Zucchinipuffer mit Steinpilzragout (H, W)

<u>Zutaten für 2 Personen</u>   Zubereitung 1 Stunde

Für die Puffer:

1–2 Zucchini, je nach Größe

4 gekochte Kartoffeln

gemischte Kräuter der Saison

Kräutersalz

2 EL Sonnenblumenöl

Für das Ragout:

2–3 mittelgroße Steinpilze

1 kleine Schalotte

Glattpetersilie

Kerbel

Schnittlauch

ca. ¼ l Gemüsebrühe

2 EL Sonnenblumenöl

• Die gekochten Kartoffeln schälen und zerdrücken. Zucchini
waschen und raspeln. Die Kartoffeln und die Zucchini mit
den Gewürzen mischen, und alles kurz durchziehen lassen.
Das Öl in der Pfanne heiß werden lassen, die Zucchini-Kartoffel-Masse esslöffelweise in die Pfanne geben und ein wenig flach drücken. Von beiden Seiten bei mittlerer Hitze etwas anbraten.

• Für das Ragout die Steinpilze mit einem Küchentuch abreiben – nicht waschen –, in dünne Scheiben schneiden und zu-

sammen mit den klein gehackten Schalotten 3–4 Minuten in Öl anbraten. Etwas Gemüsebrühe und die Gewürze zugeben und sofort servieren

Zucchinispaghetti mit schwarzen Oliven (S, H)

Zutaten für 2 Personen   Zubereitung 30 Minuten
2 mittelgroße Zucchini
10–12 schwarze Oliven
1 kleine Zwiebel
2 EL Olivenöl
1 TL Herbes de Provence
etwas schwarzen Pfeffer
1 Tasse Gemüsebrühe

- Die Zucchini mit der Gemüsebürste abbürsten, waschen und in ganz dünne Steifen schneiden oder hobeln. Die Zwiebel klein schneiden und im erhitzten Olivenöl glasig rühren. Die Zucchini dazugeben und unter ständigem Rühren dünsten.

info Es ist wichtig, dass sie die Tomaten nicht mitkochen, da sie durch das Kochen eine Säurewirkung bekommen. Die leichte Erwärmung dagegen macht ihnen nichts aus. Ebenso ist es wichtig, Tomaten wirklich nur im Sommer und im frühen Herbst zu essen – dann, wenn wir sie gartenreif bekommen.

- Die Gemüsebrühe und die Gewürze dazugeben. Zum Schluss die Oliven daruntermengen, damit sie etwas erwärmt sind. Im Sommer können Sie auch einige Cocktailtomaten halbieren und dazugeben.

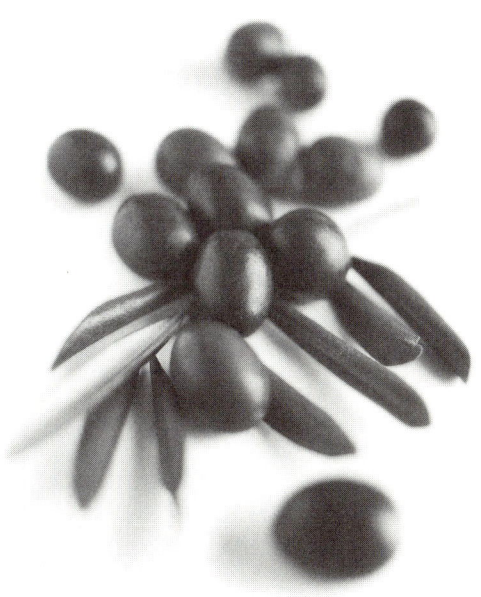

BASISCH GENIESSEN FÜR GOURMETS

Die folgenden Menüvorschläge enthalten ganz besondere Gaumenfreuden – rein basisch, versteht sich.

Wenn Sie jetzt immer noch der Meinung sind, basisches Essen sei langweilig, dann werfen Sie einen Blick auf die folgenden Seiten, auf denen ich Ihnen einige rein basische Menüvorschläge vorstelle. Das Einzige, was fehlt, ist ein Dessert – Obst nach dem Essen mag unser Darm gar nicht leiden, und die sonst üblichen Desserts bestehen überwiegend aus Säurebildnern. Dennoch kommen bei diesen Menüs die Geschmacksnerven ganz auf ihre Kosten.

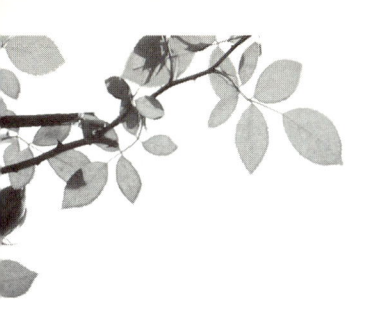

Menü 1 – Frühling

Orchideensalat
mit Blüten vom Stiefmütterchen
und frischen Kräutern

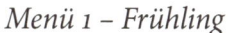

Klare Brühe mit
Topinambur und Brokkoli

*

Lauch brunoise mit
getrockneten Herbsttrompeten

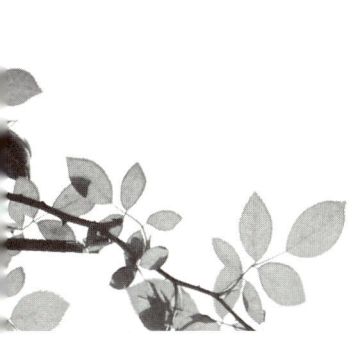

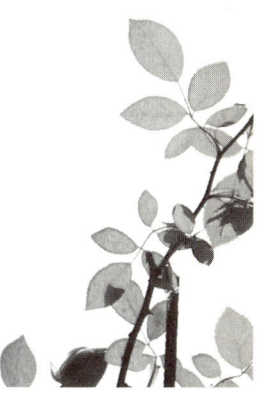

Orchideensalat mit Stiefmütterchen und Kräutern

<u>Zutaten für 2 Personen</u>   Zubereitung 10 Minuten

150 g Orchideensalat

2 kleine Frühlingszwiebeln

1 Handvoll frische Wildkräuter

10–15 Blüten von wilden Stiefmütterchen

(wahlweise andere Blüten)

Zutaten für das Kohlrabidressing (siehe Seite 146)

- Die Salatblätter waschen, abtropfen lassen, die Zwiebeln klein hacken und die Zutaten mit dem Dressing mischen. Die Blüten locker über den Salat streuen. Schmeckt herrlich aromatisch.

info Orchideensalat ist eine Variation von Radicchio, schmeckt jedoch nicht so bitter. Seinen Namen hat er sicher von seinem Aussehen, das sehr an die gesprenkelten Variationen der Orchideen (Phalaenopsis) erinnert. Es gibt ihn im Frühling und Frühsommer als Pflücksalat an einigen Marktständen, die sich auf Wildkräuter und besondere Salatsorten spezialisiert haben.

Klare Brühe mit Topinambur und Brokkoli

Zutaten für 2 Personen   Zubereitung 35 Minuten

3 mittelgroße Knollen Topinambur

3 Brokkoliröschen

1 Karotte

1 Schalotte

einige Sellerieblätter (wahlweise Glattpetersilie)

¾ l Gemüsebrühe

2 EL Distelöl

* Topinambur, Brokkoli und Karotte waschen und schälen. Topinambur und Karotte in kleine Scheiben schneiden, die Brokkoliröschen etwas zerkleinern. Die Schalotte schälen, in kleine Streifen schneiden und in 2 Esslöffel Öl leicht andünsten.
  Die Gemüsebrühe dazugeben und die Gemüse etwa 20 Minuten darin garen. Die Sellerieblätter erst gegen Ende dazugeben.

Lauch brunoise mit getrockneten Herbsttrompeten

<u>Zutaten für 2 Personen</u>   Zubereitung 35 Minuten

3 Stangen Lauch

1 mittelgroße Möhre

2 TL getrocknete Herbsttrompeten

(wahlweise Steinpilze)

2 EL Sonnenblumenöl

1 Tasse Gemüsebrühe

Kräutersalz

weißer Pfeffer

etwas Endoferm (Kräutermischung aus dem Reformhaus –
verbessert die Verdaulichkeit von Lauch)

- Die Lauchstangen waschen und den Lauch sehr fein würfeln
  (»brunoise«). Die Möhre mit der Gemüsebürste abbürsten, waschen und ebenfalls klein würfeln. Die Gemüse im Sonnenblumenöl dünsten und mit der Gemüsebrühe und den Kräutern würzen.
- Vor dem Servieren die getrockneten Herbsttrompeten darüberstreuen. Dazu können zwei Pellkartoffeln gereicht werden.

info   Die Herbsttrompete ist ein besonders aromatischer
Waldpilz. Leider ist er selten auf Wochenmärkten zu finden –
schon eher im Wald oder getrocknet im Regal von speziellen
Geschäften.

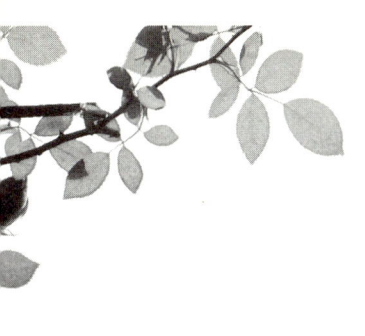
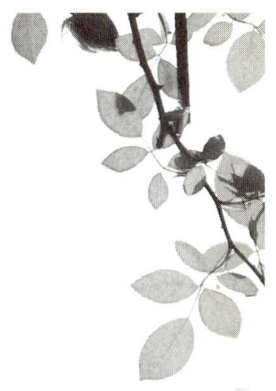

Menü 2 – Sommer

Brunnenkressesalat mit
geraspeltem Albatrüffel

*

Geschäumte Kerbelsuppe mit Mandelsplittern

*

Zucchinipuffer an
Auberginen-»Kaviar«

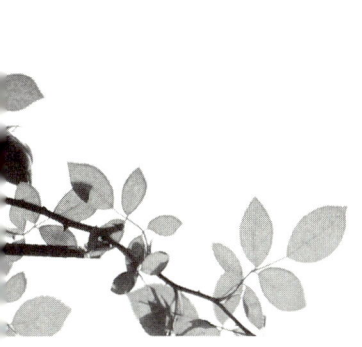
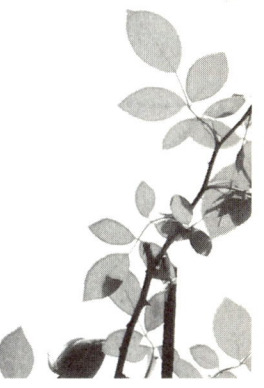

Brunnenkressesalat mit geraspeltem Albatrüffel

<u>Zutaten für 2 Personen</u>   Zubereitung 15 Minuten

150 g frische Brunnenkresse

3 Kirschtomaten

1 Schalotte

2–3 g Albatrüffel

Basisdressing (siehe Seite 145)

- Die Brunnenkresse waschen und abtropfen lassen. Die Schalotte schälen und sehr fein würfeln. Die Kirschtomaten waschen und vierteln. Das Dressing zubereiten und alle Zutaten mit dem Dressing mischen und den Salat anrichten. Erst am Tisch den Albatrüffel über den Salat hobeln.

Geschäumte Kerbelsuppe mit Mandelblättern

Zutaten für 2 Personen   Zubereitung 45 Minuten

250 g Kartoffeln

1 Bund Kerbel

½ l Gemüsebrühe

2 Schalotten

etwas schwarzer Pfeffer

Muskat

Kräutersalz

2 EL Sonnenblumenöl

1 gehäufter EL Mandelblätter

- Die Kartoffeln und die Schalotten schälen, fein würfeln und in dem Sonnenblumenöl andünsten. Die Gemüsebrühe dazugeben und etwa 25 Minuten garen. Den Kerbel waschen, mit dem Wiegemesser klein hacken und gegen Ende der Garzeit mit den Gewürzen dazugeben.
- Wenn die Kartoffeln weich sind, wird die Suppe mit dem Zauberstab püriert und durch ein Sieb passiert. Mit dem Zauberstab, einem Schneebesen oder mit einem Milchaufschäumer wird die Suppe kurz vor dem Servieren noch einmal schaumig gerührt und mit den Mandelblättern bestreut.

Zucchinipuffer an Auberginen-»Kaviar«

<u>Zutaten für 2 Personen</u>   Zubereitung 1 Stunde

Für die Puffer:

1–2 Zucchini, je nach Größe

4 gekochte Kartoffeln

gemischte Kräuter der Saison

Kräutersalz

2 EL Sonnenblumenöl

Für den Auberginen-«Kaviar»:

1 kleine Aubergine

8 schwarze Oliven

1 Schalotte

3–4 Cocktailtomaten

1 EL Olivenöl

1 EL Herbes de Provence

½ EL Zitronenthymian

etwas Kerbel

Kräutersalz

2 Salatblätter zur Dekoration

- Die gekochten Kartoffeln schälen und zerdrücken. Zucchini waschen und raspeln. Die Kartoffeln und die Zucchini mit den Gewürzen mischen, und alles kurz durchziehen lassen. Das Öl in der Pfanne heiß werden lassen, die Zucchini-Kartoffel-Masse esslöffelweise in die Pfanne geben und ein wenig flach drücken. Von beiden Seiten bei mittlerer Hitze etwas anbraten.

- Die Aubergine kochen und mit dem Löffel ausschaben. Die Schalotte und die Oliven sehr fein hacken, die Kräuter waschen und sehr klein hacken. Das Auberginenfleisch mit der Zwiebel, den Oliven, dem Öl und den Gewürzen vermischen und pürieren.
- Die Puffer in der Mitte des Tellers anrichten, zwei Esslöffel Auberginen-Kaviar auf ein Salatblatt daneben legen und mit den halbierten Cocktailtomaten verzieren. Als essbare Dekoration eignen sich auch sehr gut 1–2 Zucchiniblüten.

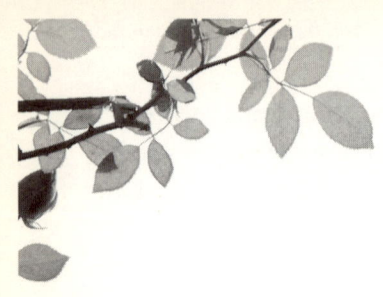
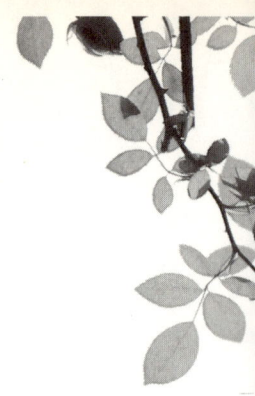

Menü 3 – Herbst

Salat von Gartenrauke
mit gedünsteten Samtfußrüpli
und Rote-Bete-Sprossen

*

Cremige Suppe aus Muskatkürbis
mit Sauerampfer

*

Frische Morcheln mit Kräutern
auf einem Bett von Kohlrabispaghetti

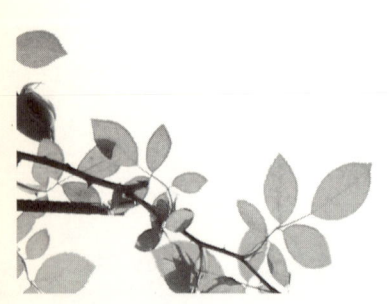
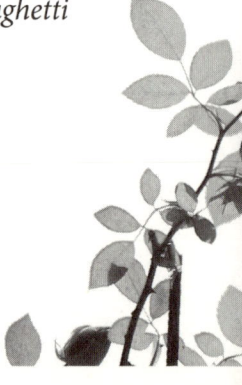

Salat von Gartenrauke mit Samtfußrüpli

<u>Zutaten für 2 Personen</u>   Zubereitung 40 Minuten
200 g Gartenrauke (Rukola)
150 g Samtfußrüpli (wahlweise Pfifferlinge)
1 Schalotte
einige Blätter Glattpetersilie
2–3 EL Rote-Bete-Sprossen
2 EL Sonnenblumenöl, Basisdressing (siehe Seite 145)

* Die Gartenrauke waschen und abtropfen lassen, die Samtfußrüpli mit einem Tuch abtupfen, evtl. etwas klein schneiden, die Schalotte schälen und klein schneiden, die Glattpetersilie waschen und klein schneiden.
* Die Samtfußrüpli und die Schalotte in dem Sonnenblumenöl andünsten. Dressing zubereiten, alle Zutaten mischen und die Pilze darüber verteilen.

info   Samtfußrüpli ist ein kleiner würziger und sehr leckerer Zuchtpilz aus Italien, den es bei uns nur im Herbst gibt.

Cremige Suppe aus Muskatkürbis mit Sauerampfer

<u>Zutaten für 2 Personen</u>   Zubereitung 35 Minuten

½ mittelgroßer Muskatkürbis

3 Süßkartoffeln

1 Schalotte

½ Bund Sauerampfer

½ l Gemüsebrühe

weißer Pfeffer

Muskat

Kurkuma

Bibernelle

2 EL Kürbisöl

- Den Muskatkürbis halbieren und das Fleisch herauslösen. Die Süßkartoffeln waschen, schälen und in kleine Würfel schneiden. Die Schalotte schälen, klein schneiden und mit dem Kürbisfleisch und den Süßkartoffeln im Kürbisöl kurz andünsten.
- Die Gemüsebrühe und die Gewürze dazugeben und etwa 20 Minuten garen. Den Sauerampfer waschen, klein schneiden und kurz vor Ende der Garzeit zur Suppe geben.

Frische Morcheln auf Kohlrabispaghetti

Zutaten für 2 Personen   Zubereitung 1 Stunde

1 roter Kohlrabi

1 weißer Kohlrabi

1 Lauchzwiebel

150 g frische Morcheln

1 Bund gemischte Kräuter

(Kerbel, Bibernelle, Petersilie)

3 EL Distelöl

⅛ l Gemüsebrühe

weißer Pfeffer

Kräutersalz

- Kohlrabi waschen und schälen und mit einer Gemüse-Spaghettimaschine zu langen Spaghetti drehen. Die Morcheln mit einem Tuch abtupfen und in kleine Streifen schneiden.
- Die Lauchzwiebel waschen, in kleine Würfel schneiden und zusammen mit den Morcheln in etwas Distelöl andünsten. Die Kräuter waschen, sehr fein hacken und zu der Mischung geben.

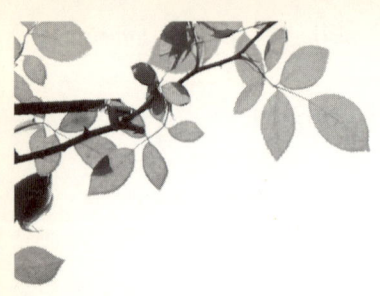
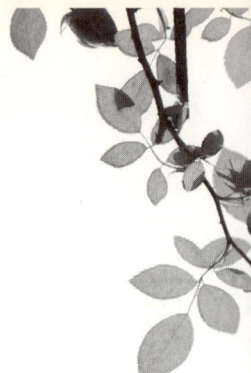

Menü 4 – Winter

Carpaccio von frischen Steinpilzen
mit roter Melde

*

Getrüffelte Schwarzwurzelsuppe

*

Mangoldrolle mit
Kartoffel-Kräuter-Creme

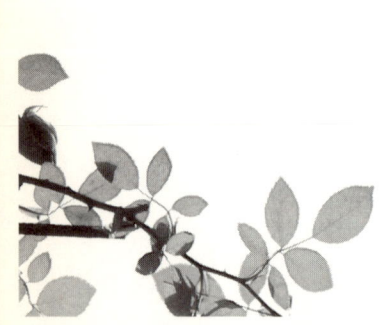

Carpaccio von frischen Steinpilzen mit roter Melde

<u>Zutaten für 2 Personen</u>   Zubereitung 15 Minuten

3 schöne Steinpilzstücke

2 EL rote Melde (auch Rote-Bete-Sprossen

eignen sich gut dazu)

2 EL Kohlrabidressing (siehe Seite 146)

- Die Steinpilzstücke mit einem Tuch vorsichtig abtupfen, mit einem Trüffelhobel in sehr dünne Scheiben hobeln und dekorativ auf zwei großen flachen Tellern anrichten. Das Kohlrabidressing zubereiten und mit einem Löffel tropfenweise über das Carpaccio verteilen. Die rote Melde locker darüberstreuen.

Getrüffelte Schwarzwurzelsuppe

<u>Zutaten für 2 Personen</u>   Zubereitung 45 Minuten

500 g Schwarzwurzeln

2 Frühlingszwiebeln

½ l Gemüsebrühe

2 EL Sonnenblumenöl

weißer Pfeffer

Kurkuma

Kerbel

etwas Muskat

2–3 Tropfen Trüffelöl

evtl. einige hauchdünne Blättchen (1–2 g) Albatrüffel

- Die Schwarzwurzeln schälen und waschen. Die Frühlingszwiebeln schälen, klein schneiden und im Sonnenblumenöl kurz andünsten. Die Schwarzwurzeln in kleine Stücke schneiden, mit der Gemüsebrühe dazugeben und 20–25 Minuten garen.
- Wenn die Schwarzwurzeln »al dente« sind, werden sie mit dem Zauberstab püriert. Die Gewürze dazugeben und mit dem Trüffelöl abschmecken. Erst am Tisch den Albatrüffel über den Salat hobeln.

info   Beim Waschen, Schälen und Schneiden der Schwarzwurzeln empfiehlt sich das Tragen von Handschuhen.

Mangoldrolle mit Kartoffel-Kräuter-Creme

<u>Zutaten für 2 Personen</u>   Zubereitung 45 Minuten

2 kleine Mangoldblätter
4 große Pellkartoffeln
½ Bund gemischte Kräuter
½ Tasse Gemüsebrühe
etwas Muskat
weißer Pfeffer
Kerbel

- Die Mangoldblätter waschen und in Kräutersalzwasser »al dente« garen. Die Kräuter waschen und sehr fein hacken. Die Kartoffeln schälen, zerstampfen und mit den Kräutern und Gewürzen und der Gemüsebrühe zu einer festen Creme verrühren.
- Je nach Größe der Mangoldblätter 2–3 Esslöffel Kartoffel-Kräuter-Creme auf ein Mangoldblatt geben und das Blatt darumrollen. Falls die Rolle nicht hält, kann sie mit einem Zahnstocher festgehalten werden.

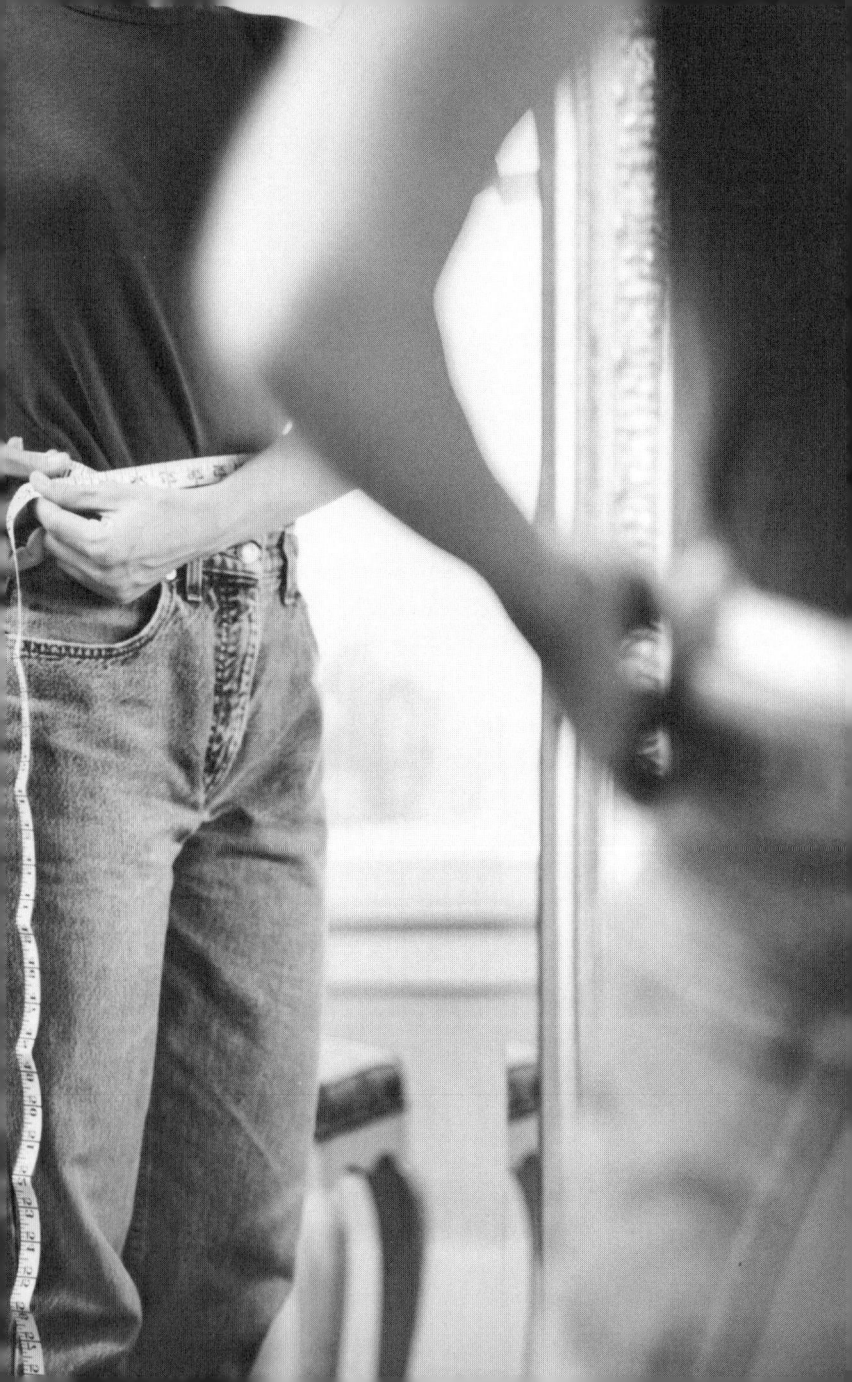

Wie geht es weiter?

*Basenfasten ist die Einstiegswoche
in eine gesündere Ernährungs- und
Lebensweise. Wie Sie die Zeit nach dem
Basenfasten so gestalten,
dass Ihnen der Erfolg möglichst lange
erhalten bleibt, lesen Sie in diesem Kapitel.*

AUFBAUTAGE NACH DEM BASENFASTEN

*Vieles, was Sie beim Basenfasten gelernt haben,
können Sie in Ihre Ernährung und Ihr Leben einbauen –
zum Wohle Ihrer Gesundheit.*

Sie sollten Ihren Organismus nicht eine Woche lang einer Entsäuerungs- und Entgiftungskur unterziehen, damit Sie Ihr Gewissen beruhigt haben und für ein halbes oder ein ganzes Jahr das Thema Ernährung vergessen dürfen. Unser Körper lässt sich nicht beschummeln. Er hat unendlich viel Geduld mit uns und sieht uns oft jahrzehntelang das Schindluder nach, das wir mit ihm treiben. Zeigen wir ihm doch etwas Anerkennung dafür, und ernähren wir uns und ihn so, dass er es mit uns etwas leichter hat! Und der Vorteil für Sie? Wenn Sie für Ihren Körper wirklich gut sorgen, wird er es Ihnen auf lange Sicht mit Gesundheit und Wohlbefinden danken.

Machen Sie sich kurz vor Ende der Fastenwoche/n in aller Ruhe Gedanken über die Zeit nach dem Fasten. Nehmen Sie ein Blatt Papier zur Hand, und notieren Sie anhand der Checkliste spontan, welche Gedanken Ihnen kommen. Vielleicht haben Sie auf Ihrem Notizblatt stehen, dass der Verzicht auf Fleisch und Käse Ihnen am leichtesten gefallen ist, während Sie Brot und Kaffee vermisst haben. Dann bietet sich an, die Nahrungsmittel, auf die Sie gut verzichten konnten (hier: Fleisch und Käse), so lange wie möglich aus dem Speiseplan zu streichen. Und nehmen wir

Gut zu wissen

Checkliste für die Zeit nach dem Fasten

Notieren Sie auf einem Blatt Papier, welche Gedanken Ihnen kommen – das liefert wichtige Hinweise:

• Was hat mir in dieser Basenfastenwoche besonders gut getan?

• Was möchte ich gerne mit in meinen Alltag übernehmen?

• Was hat mir während dieser Woche gefehlt?

• Was kann ich an positiver Erfahrung in meinen Alltag einbauen?

• Was war für mich unmöglich, so dass ich es auf keinen Fall übernehmen werde?

• Auf welche Nahrungs- und Genussmittel konnte ich am leichtesten verzichten?

• Ist es mir am Morgen oder am Abend leichter gefallen, auf meine gewohnten Mahlzeiten zu verzichten?

• Wie habe ich mich während der Fastenzeit gefühlt?

einmal an, es ist für Sie sehr angenehm gewesen, morgens nur Obst zu essen, es ist Ihnen aber sehr schwer gefallen, abends auf Ihr gewohntes Brot zu verzichten. Dann sind Sie ein »Morgenfaster« und es empfiehlt sich, das basische Obstfrühstück beizubehalten. Für die »Abendfaster«, für die es leichter ist, abends auf eine große Mahlzeit zu verzichten, empfiehlt es sich, die rein basische Mahlzeit am Abend beizubehalten. Es macht Sinn, den entschlackten Zustand, der durch das Basenfasten eingetreten ist, so lange wie möglich zu erhalten, um Krankheiten zu vermeiden. Steigen Sie also »sanft« wieder ein – ein Fastenbrechen gibt es beim Basenfasten nicht.

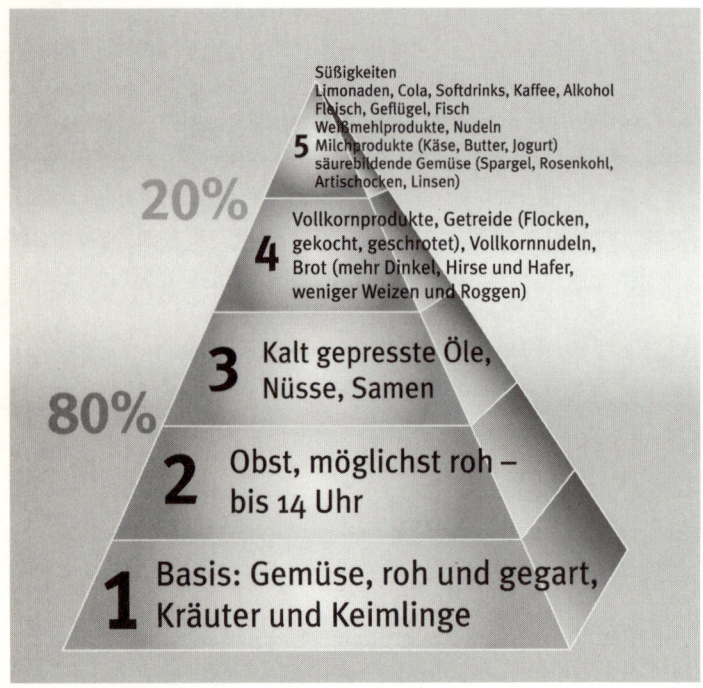

Halten Sie sich auch nach dem Basenfasten an die 80:20-Regel: 80% der Nahrung sollte basisch, lediglich 20% sauer verstoffwechselt werden.

Was darf wann wieder auf den Speiseplan?

Säurebildner sind nicht gleich Säurebildner! Es macht einen Unterschied, ob Sie Cola, Fleisch und Süßigkeiten oder Vollwertgetreide zu sich nehmen. Die folgende Aufstellung zeigt Ihnen die Nahrungsmittelgruppen in der Reihenfolge von 1–11 an, in der Sie diese wieder in Ihren Speiseplan aufnehmen können. Unter 1–3 finden Sie die Nahrungsmittel, mit denen Sie nach dem Basenfasten langsam wieder beginnen können.

1. Vollkorngetreide: Getreideflocken, gekochtes Getreide, geschrotetes Getreide, Nudeln, Brot
2. Sauer wirkende Gemüse wie Rosenkohl, Artischocken, Linsen
3. Milchprodukte

Wenn Sie auf die unter 4–11 aufgeführten Nahrungsmittel ganz oder weitgehend verzichten, wird es Ihnen Ihr Körper danken:

4. Weißmehlprodukte
5. Fisch
6. Geflügel
7. Fleisch vom Rind, Schwein, Kalb, Wild, Lamm, Ziege
8. Wurstwaren
9. Süßigkeiten
10. Limonaden, Cola
11. Alkohol

1. Vollkorngetreide

Vollkorngetreide enthält Mineralien, welche die Säurewirkung des Getreides etwas reduzieren. Besonders Dinkel und Hafer enthalten viele wertvolle basische Mineralstoffe. Wenn Sie Ihr Getreide aus biologisch-dynamischem Anbau beziehen, dann erhalten Sie Getreide mit höherem Mineralstoffanteil.

Untersuchungen der letzten Jahre haben gezeigt, dass konventionell angebautes Getreide einen deutlich niedrigeren Mineralstoffanteil hat als Getreide aus biologisch-dynamischem Anbau. Auch bei Obst und Gemüse wurde dieser Mineralienrückgang beobachtet.

Man geht davon aus, dass die Überdüngung unserer Ackerböden und die Monokulturen unsere Böden so auslaugen, dass die Getreide und Gemüse immer weniger Nährstoffe aufweisen. Dazu kommt, dass überwiegend Weißmehlprodukte verzehrt werden. Weißmehlprodukte enthalten nur die sauer wirkenden Anteile des Getreides, und der eigentliche Nährwert – die Mineralien aus dem vollen Korn – ist ihnen verloren gegangen. Dazu kommt erschwerend, dass alle Auszugsprodukte, also Weißmehlprodukte, Nahrungsmittel mit raffiniertem Zucker und polierte Getreide, nicht nur sauer reagieren, sondern dem Organismus auch viele wertvolle Mineralien entziehen. Damit wirken sie doppelt sauer. Wir bezeichnen sie als Basenräuber.

Vermeiden Sie Weißmehlprodukte – sie sind Basenräuber.

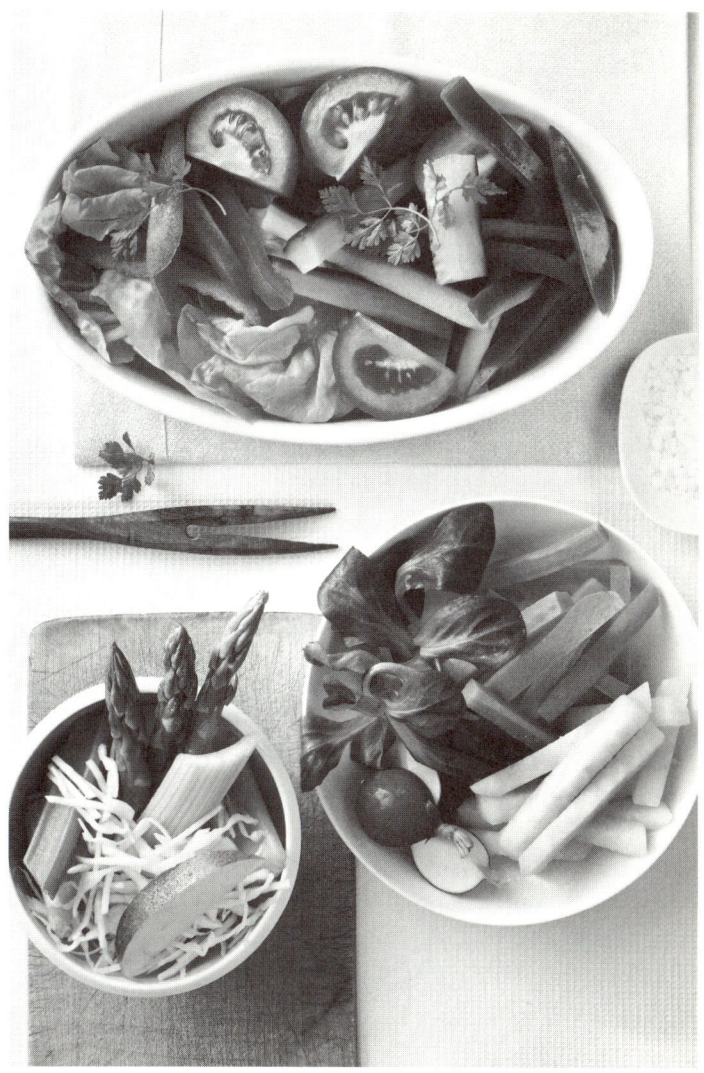

Doch auch beim Verzehr von Vollwertgetreide gibt es feine Unterschiede. Der Verzehr von Getreidekeimlingen und Getreideflocken ist sicher die gesündeste Art, Getreide zu essen. Geschrotetes Getreide, wie wir es in den Frischkornbreien kennen, sind für Menschen mit Magen-Darm-Problemen mit Vorsicht zu genießen. Das ungekochte, eingeweichte und geschrotete Getreide erfordert eine gesunde Verdauungskraft, die unsere heutigen zivilisationsgeschädigten Därme meist nicht mehr ungestraft verkraften. Sicher, sie sind gesund, aber nur, wenn wir sie auch verdauen können! Auch gekochte Getreidegerichte und Brot erfordern eine gewisse Verdauungskraft, wie sie bei Allergikern und Darmkranken oft nicht zur Verfügung steht. Daher: Stellen Sie sicher, dass Sie keine Allergie gegen Getreide haben, bevor Sie nach dem Basenfasten wieder Getreideprodukte zu sich nehmen.

2. »Saures« Gemüse

Saure Gemüsesorten wie Spargel, Rosenkohl und Linsen wirken nur schwach sauer und können nach der Fastenwoche wieder normal in den Speiseplan eingebaut werden. Bei Spargel sollten Sie bei aller Liebe zum »König Spargel« bedenken, dass immer dann, wenn ein Nahrungsmittel sehr beliebt und en vogue ist, Raubbau mit seinem Anbau getrieben wird. Angesichts der Mengen der verwendeten Spritz- und Düngemittel ist es ratsam, den Spargelkonsum in Maßen zu halten. Probieren Sie doch einmal Schwarzwurzeln – »die Spargel der armen Leut'«. Ich persönlich finde sie aromatischer als Spargel, und sie sind – selbst aus biologisch-dynamischem Anbau – preisgünstig.

3. Milchprodukte

Der Verzehr von Milchprodukten ist natürlich in Grenzen zu halten. Wie ich schon erwähnte (Seite 78), ist Milch primär ein Nahrungsmittel für Säuglinge, also für die Zahnlosen! Der Verzehr von Milchprodukten hat sich inzwischen so ausgedehnt, dass Sie heute selbst im Reformhaus zweimal hinschauen müssen, um sicher zu gehen, dass sich in einem Produkt nicht doch etwas Milch versteckt. Sahne und Butter sind anderen Milchprodukten vorzuziehen, da sie neutral wirken. Stellen Sie sicher, dass Sie keine Allergie gegen Milchprodukte haben. Bevorzugen Sie generell Milchprodukte von der Ziege oder vom Schaf – ihr Eiweiß ist für unseren menschlichen Organismus viel verträglicher als Kuhmilchprodukte.

Achten Sie bei Käse darauf, dass dieser nicht mit Schimmel hergestellt wurde. Dies ist besonders wichtig für Allergiker, vor allem für Asthmatiker. Hier ist Frischkäse, zum Beispiel Ziegenfrischkäse, günstiger.

4. Weißmehlprodukte

Weißmehlprodukte sollten Sie aus den unter »Vollkorngetreide« genannten Gründen weitgehend meiden. Der Verzehr von Weißmehlprodukten sollte generell die Ausnahme bilden. Oft gibt es aber im Urlaub oder bei Einladungen keine Möglichkeit, solche Nah-

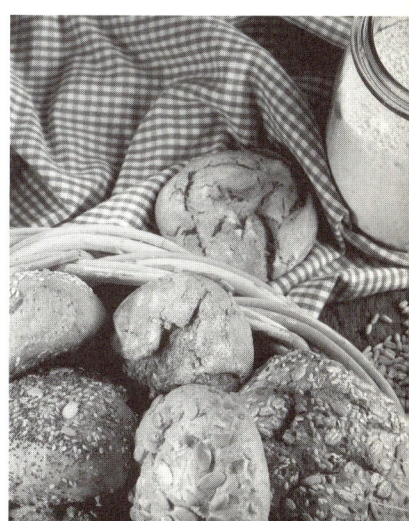

rungsmittel zu meiden. Wenn Sie den Verzehr auf diese Gelegenheiten reduzieren, dann kann das ein halbwegs gesunder Organismus ausgleichen.

5. Fisch

Gegen einen Fischverzehr in Maßen ist nichts zu sagen. Bedenken Sie bitte, dass Fisch ein Säurebildner ist. Dazu kommt leider die zunehmende Verschmutzung unserer Gewässer und damit eine immer größer werdende Schadstoffbelastung dieses Nahrungsmittels. Schon lange wissen wir von der zum Teil hohen Belastung bestimmter Fischarten, wie beispielsweise Thunfisch, mit Schwermetallen. In letzter Zeit häufen sich auch Meldungen über Antibiotikabelastung von Zuchtlachsen und Shrimps. Wenn Sie gerne Fisch essen, dann essen Sie ihn bitte höchstens einmal pro Woche.

6. Geflügel

Auch für Geflügelfleisch, weißes Fleisch, gilt das Gleiche wie für Fisch: höchstens einmal pro Woche. Das Problem der heutigen Fleischherstellung liegt in der Art und Weise der Tierhaltung. Die Massentierhaltung hat ihren Preis, den wir, die Endverbraucher, leider auch mit dem Verlust unserer Gesundheit bezahlen. Dabei kommt es darauf an, in welchen Mengen wir Fleisch verzehren. Obwohl auch Geflügel für eine optimale Fleischproduktion gemästet wird, ist Geflügelfleisch dem Fleisch von Säugetieren vorzuziehen.

7. Fleisch vom Rind, Schwein, Kalb, Wild, Lamm, Ziege

Fleisch von Säugetieren, sog. rotes Fleisch, hat – abgesehen von dem Gehalt an tierischem Eiweiß – noch einen weiteren Nachteil. Säugetiere haben eine dem Menschen verwandte Blutzusammensetzung. Die Blutuntersuchung im Dunkelfeld, die von manchen Tierärzten auch bei Säugetieren angewandt wird, zeigt deutlich, welche Auswirkungen schlechte Ernährung und Bewegungsmangel auf das Blut haben. Wenn die Tiere, deren Fleisch wir essen, eine artgerechte Ernährung bekämen und ausreichend Bewegung an frischer Luft hätten, wäre gegen einen Fleischverzehr in Maßen nichts zu sagen. Leider erfordert die Massentierhaltung Lebensbedingungen, die das Blut dieser Tiere so verändern, dass sie krank werden. Prof. Dr. Günter Enderlein, der Begründer der Blutuntersuchung im Dunkelfeld, hat eindrücklich nachgewiesen, dass die krankmachenden Strukturen im Blut (=bestimmte Mikroorganismen) durch Braten und Kochen nicht zerstört werden. Sie können Temperaturen von 350 °C überleben. Wir essen folglich das kranke Blut der Säugetiere mit. Diese Strukturen lassen sich im Bratensaft leicht dunkelfeldmikroskopisch nachweisen. Schon aus diesem Grund ist es ratsamer, eher auf Fisch oder Geflügel auszuweichen.

Um den Eiweißbedarf zu decken, genügt es völlig, wenn Sie einmal pro Woche Fisch, Fleisch oder Wurstwaren essen.

Da die meisten Menschen zusätzlich Milchprodukte in Form von Butter, Milch, Käse, Quark und Jogurt zu sich nehmen, besteht eher die Gefahr, zu viel als zu wenig tierisches Eiweiß zu essen.

8. Wurstwaren

Wurstwaren sind die ungünstigste Form, tierische Produkte zu essen. Abgesehen von dem Gehalt an tierischem Eiweiß enthalten Wurstwaren meist zu viel Salz und Zutaten, die der Haltbarkeit und dem Geschmack dienen. Wurst und Fleisch schmecken im Grunde genommen nicht sehr aromatisch. Was dem Fleisch den Geschmack verleiht, sind letztlich die basischen Gewürze. Oder können Sie sich ein Lammkotelett ohne Pfeffer, Rosmarin und Knoblauch vorstellen? Und diese Gewürze schmecken auf einer basischen Kartoffel genau so gut und sind dort gesünder.

info **Die Menge macht das Gift**

Achten Sie stets auf die 80:20-Regel (Seite 29, 226): Wenn Sie also Viktoriabarsch mit Zucchinispaghetti essen möchten, dann sollte auf Ihrem Teller ein kleines Stückchen (70–80 g) Viktoriabarsch auf einem üppigen Bett von Zucchinispaghetti (siehe Seite 191) liegen. Damit ist ein überwiegender Anteil dieses Gerichtes basisch. Das Frühstück an diesem Tag war dann ein Obstfrühstück, und zum Abendessen können Sie ein Brot mit einem vegetarischen Aufstrich, eine Gemüsesuppe oder ein Gemüsegericht essen. Selbst wenn ab und zu ein sehr »saurer« Tag dabei sein sollte, können Sie das gut ausgleichen, indem Sie einmal pro Woche einen rein basischen Tag einlegen – siehe Seite 237.

9. Süßigkeiten

Was soll ich Ihnen über Süßigkeiten erzählen, was Sie nicht schon längst wissen? Der Geist ist willig und das Fleisch ist schwach! Vor allem dann, wenn der Ärger und der Frust mal wieder die Grenzen des Erträglichen übersteigen. Machen Sie sich nichts daraus. Wenn es dieses Mal nicht geklappt hat, den Süßigkeitsgelüsten standzuhalten, dann starten Sie eben bei ihrer nächsten Fastenkur einen neuen Versuch. Haben Sie ein wenig Geduld mit Ihren Süchten und falschen Gewohnheiten. Es geht hier nicht um eine Meisterschaft im gesunden Leben.

10. Limonaden, Cola

Limonaden und Cola enthalten jedoch überhaupt keinen Nährwert, und die Entscheidung, solche Getränke zu trinken, sind allenfalls die pure Lust auf den pappsüßen Geschmack. Leider wirken sie sich sehr ungünstig auf den Säure-Basen-Haushalt aus, da sie dem Körper nicht nur Säuren zuführen, sondern ihm auch basische Mineralien entziehen, wie es alle Zuckerprodukte tun. Wenn Sie unbedingt gesüßte Getränke trinken wollen, ist es günstiger, einen Fruchtsaft zu trinken.

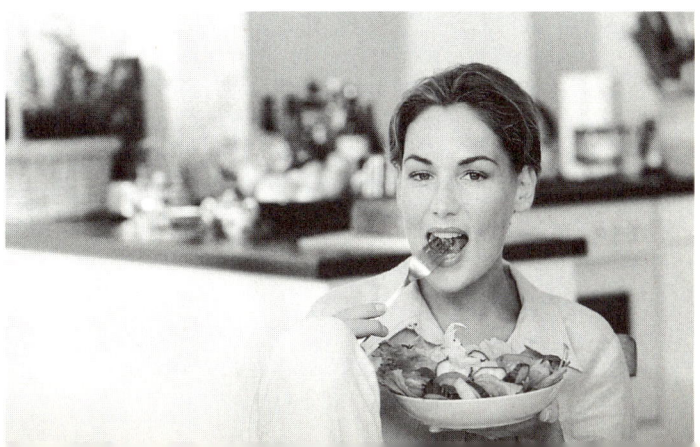

11. Alkohol

Alkohol hat so vielfältige negative Wirkungen auf unseren Organismus – die Störung des Säure-Basen-Haushaltes ist nur eine davon. Ein größeres Problem ist die Bildung freier Radikale, die unter dringendem Verdacht stehen, an der Entstehung von Krebserkrankungen mitzuwirken. Besonders bei Krebserkrankungen im Magen-Darm-Trakt ist der Konsum von Alkohol weitgehend einzuschränken oder ganz zu vermeiden. Dennoch ist gegen ein Gläschen Wein bei einer netten Gelegenheit nichts zu sagen.

Gut zu wissen

Der basische Tag zwischendurch

Wenn alle guten Vorsätze nicht gegriffen haben, gibt es eine einfache Möglichkeit, kleine Sünden auszubügeln: Legen Sie hin und wieder einen basischen Tag ein. Das geht ganz einfach und erfordert keine große Vorbereitung. Ein guter Tag für solche Vorhaben ist der Samstag.

Wenn Sie zu Verstopfung neigen, wird der Effekt des basischen Tages durch eine Darmreinigung noch verbessert. Machen Sie dazu am Vorabend einen Einlauf oder nehmen Sie eine Portion Glauber-Salz.

Morgens

- Trinken Sie nach dem Aufstehen ein Glas heißes Wasser von Quellwasserqualität (kein Stadtleitungswasser!). Das kurbelt die Verdauung an und reinigt.
- Nehmen Sie als Frühstück nur einen Apfel oder eine Banane zu sich.
- Auch ein frisch gepresster Apfel-Karotten-Saft ist geeignet – die Karotten fördern die Entgiftung über die Leber.
- Kochen Sie die erste Kanne Kräutertee (1 Beutel auf 1 l Quellwasser), und trinken Sie den Tee bis mittags leer.
- Nehmen Sie bei Ihrem Wochenendeinkauf vom Markt 2–3 Gemüsesorten und etwas Blattsalat extra mit.

Mittags

- Bereiten Sie sich einen schönen Rohkost-Salatteller zu aus grünem Salat, Karotten- und Rettichsalat mit einem basischen Dressing.
- Kochen Sie die zweite Kanne Kräutertee, die bis abends geleert sein muss.
- Machen Sie am Nachmittag einen Spaziergang von mindestens einer Stunde – Jogging oder Walking ist eine gute Alternative.

Abends

- Essen Sie noch vor 19 Uhr eine basische Gemüsesuppe (siehe Seite 172 ff.) mit ein bis zwei Gemüsesorten Ihrer Wahl. Sie können natürlich auch ein aufwendiges basisches Gericht kochen, ganz nach Belieben.
- Trinken Sie noch einen halben oder einen ganzen Liter Kräutertee oder Wasser.
- Gönnen Sie sich vor dem Zubettgehen ein Basenbad.
- Gehen Sie vor 23 Uhr ins Bett.

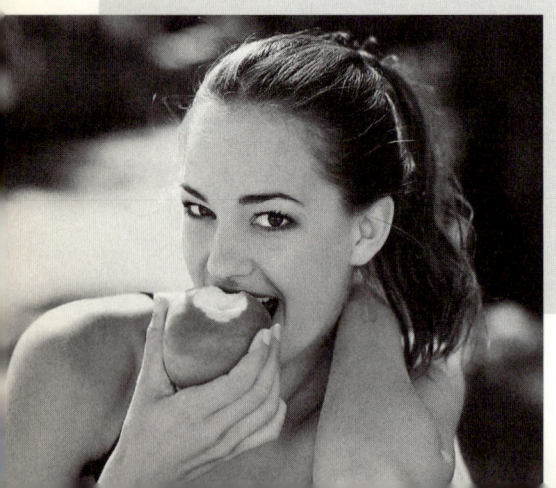

IHRE LEBENSWEISE NACH DEM BASENFASTEN

Basenfasten verhilft dazu, nicht nur die Ernährung, sondern auch Lebensgewohnheiten kritisch unter die Lupe zu nehmen.

Wenn Sie sich die vorangegangenen Ausführungen auch nur ein wenig zu Herzen nehmen, dann haben Sie schon angefangen, Ihr Leben zu verändern. Und genau das habe ich mit diesem Buch bezweckt. Aber ich möchte Sie davor warnen, zu perfektionistisch zu werden. Perfektionismus erzeugt Stress, und Stress erzeugt Säuren im Körper. Lassen Sie sich Zeit bei der Umstellung Ihrer Ernährungsgewohnheiten. Denken Sie daran: Leben ist ein Prozess, der ein Leben lang dauert. Sie haben ein ganzes Leben lang Zeit, immer wieder Ihre Lebensgewohnheiten zu verbessern. Und es ist besser, Sie nehmen sich zunächst nur ein oder zwei Veränderungen der Ernährungsgewohnheiten vor, die Sie dann auch wirklich praktizieren und auf Dauer beibehalten.

Wenn Sie wirklich dauerhaft Ihre Essgewohnheiten verändern wollen, dann werden Sie nicht umhinkommen, auch Ihre Lebensgewohnheiten kritisch unter die Lupe zu nehmen.

All die Argumente – »Keine Zeit«, »Bio ist zu teuer«, »Ich habe eben einen zu stressigen Job«, »Meine Familie macht da nicht

Gut zu wissen

Grundregeln der Nahrungsaufnahme

Beherzigen Sie die folgenden Regeln:

- Nehmen Sie sich Zeit.
- Kauen Sie gründlich.
- Konzentrieren Sie sich auf das Essen (Schweigen, kein Fernseher, kein Radio).
- Essen Sie nicht zu viel.
- Essen Sie möglichst nach 19 Uhr nichts mehr.
- Trinken Sie täglich 2,5–3 Liter Flüssigkeit in Form von stillem Wasser oder Kräutertee.
- Verzichten Sie so weit wie möglich auf Genussmittel (Alkohol, Nikotin, Kaffee, Süßes).
- Nehmen Sie nach 14 Uhr keine Rohkost mehr zu sich, wenn Sie einen empfindlichen Verdauungstrakt haben.
- Essen Sie nur reifes Obst.

mit«, »Ich bin eben süchtig«, »Ich vertrage das nicht« und was ich sonst noch immer zu hören bekomme – drücken aus, wie festgefahren wir oft sind. Und – machen wir uns nichts vor: Unsere Lebensumstände schaffen wir uns selbst! Es ist nun mal so, dass das Leben hektischer und stressiger geworden ist. Wie schnell geraten wir in diesen Strudel der Alltagshektik und vergessen dabei, für uns zu sorgen. Umso wichtiger ist es, dass wir uns bewusst mit unserer Lebens- und Ernährungsweise auseinandersetzen und anfangen, bewusster und gesünder zu leben. Eine Basenfastenwoche ist der ideale Einstieg.

Horchen Sie in sich hinein, und finden Sie heraus, wonach Sie ein Bedürfnis haben. Je entschlackter Ihr Körper ist, umso klarer erhalten Sie die Antworten. Es macht keinen Sinn, sich ausschließlich nach Kalorien-, Nährstoff-, Vitamin- oder Basentabellen zu ernähren. Sie dienen lediglich der groben Orientierung. Ein entschlackter Körper weiß, was er braucht. Es sind auch hier wieder die Selbstheilungskräfte, die dem Körper signalisieren, was er braucht, um gesund zu werden oder gesund zu bleiben.

LITERATUR

Bleker, M.: *Blutuntersuchung im Dunkelfeld.* Semmelweis, Hoya 1993

Brancucci, M., Bänzinger, E.: *Das große Buch vom Kürbis.* Fona, Küttingen 2000

Brecht, E.: *Deine Ernährung ist dein Schicksal.* Brecht, Karlsruhe 1960

Bruker, M.: *Osteoporose – Dichtung und Wahrheit.* Emu, Lahnstein 1992

Buchinger, O.: *Geistige Vertiefung und religiöse Verwirklichung durch Fasten und meditative Abgeschiedenheit.* Turm, Bietigheim 1967

Buchinger, O., Buchinger, A.: *Das heilende Fasten.* Jopp, Wiesbaden 1991

Ehret, A.: *Die schleimfreie Heilkost.* Waldthausen, Ritterhude

Elmadfa, I., Aign, W., Muskat, E.: *Die große GU Nährwert-Kalorien-Tabelle 2006/ 2007.* Gräfe und Unzer, München 2005

Fritzsche, H.: *Küchenkräuter selbst gezogen.* Gräfe und Unzer, München 1970

Glaesel, K.: *Heilung ohne Wunder und Nebenwirkungen.* Labor Glaesel, Konstanz 1998

Goldbeck-Hörz, K.: »Kristallbilder von Masaru Emoto«: in: *Co'Med Nr. 6/2001,* Co'Med, Hochheim-Massenheim

Gray, R.: *Das Darmheilungsbuch.* Knaur, München 1995

Helm, E.: *Feld-, Wald- und Wiesen-Kochbuch.* Heyne, München 1978

Karlson, P.: *Biochemie.* Thieme, Stuttgart 2006

Kingston, K.: *Feng Shui gegen das Gerümpel des Alltags.* Rowohlt, Reinbek 2003

Lützner, H.: *Wie neugeboren durch Fasten.* Gräfe und Unzer, München 2007

Müller, W.: *Europa – die perfekte Darmpflege,* Scheidegg, 1999

Nöcker, R.-M.: *Körner und Keime.* Heyne, München 1983

Rau, Th., Werthmann, K., Schneider, P.: *Workshop. Sanum-Kehlbeck.* Semmelweis, Hoya 2000

Rauch, E.: *Die F. X. Mayr-Kur ... und danach gesünder leben.* Haug, Stuttgart 2001

Sander, F. F.: *Der Säure-Basen-Haushalt.* Hippokrates, Stuttgart 1999

Schmid, R.: *Zuhause selber keimen.* Ernährung und Gesundheit, München 1995

Scholz, N., Lühr, K., Daniel, H.: *Fitness für den Darm.* Gesundheit, Berlin 1998

Silbernagl, S., Despopoulos, A.: *Taschenatlas der Physiologie.* Thieme, Stuttgart 2007

Steiner, R.: *Ernährung und Bewußtsein.* Freies Geistesleben, Stuttgart 1981

Wacker, A., Socha, M.: *Homöopathie für Männer.* Südwest, München 2005

Wacker, S., Wacker, A.: *Gesundheitserlebnis Basenfasten.* Haug, Stuttgart 2002

Wacker, S., Wacker, A.: *Allergien: Endlich Hilfe durch Basenfasten.* Haug, Stuttgart 2004

Wacker, S., Wacker, A.: *Basenfasten für Sie.* Haug, Stuttgart 2005

Wacker, S.: *In Balance mit Schüßler-Salzen.* Haug, Stuttgart 2006

Wacker, S.: *Ihr Einkaufsführer Basenfasten.* Haug, Stuttgart 2006

Wacker, S.: Basenfasten: *Das große Kochbuch.* Haug, Stuttgart 2007

Wacker, S.: *Basenfasten plus – mit Schüßler-Salzen kombiniert.* Haug, Stuttgart 2007

Wacker, S.: *Basenfasten: Das 7-Tage-Erfolgsprogramm für Eilige.* Haug, Stuttgart 2007

Walker, N.: *Darmgesundheit ohne Verstopfung.* Waldthausen, Ritterhude 1994

Walker, N.: *Frische Frucht- und Gemüsesäfte.* Waldthausen, Ritterhude 1991

Walker, N.: *Täglich frische Salate erhalten Ihre Gesundheit.* Waldthausen, Ritterhude 1991

Weise, O. D.: *Harmonische Ernährung.* Tabula Smaragdina, München 1993

Werthmann, K.: *Enterale Allergien.* Haug, Heidelberg 1985

Werthmann, K.: *Ratgeber für Allergiker und chronisch Kranke.* ebi, Kirchlindach 1998

Werthmann, K.: *Kinderallergien – erkennen und behandeln durch individuelle Diät.* Johannes Sonntag, Regensburg 1989

Worlitschek, M.: *Original Säure-Basen-Haushalt.* Haug, Stuttgart 2004

Worlitschek, M., Mayr, P.: *Säure-Basen-Einkaufsführer.* Haug, Heidelberg 2001

BEZUGSQUELLEN

Chufas Nüssli:
Habel-Getreideflocken
Ringstr. 18
86511 Schmiechen
Tel.: 08206/70 91
E-Mail: info@getreideflocken.de

Gemüsedämpfer:
www.wmf.de

Entsafter:
Keimling Naturkost GmbH
Zum Fruchthof 7 a
21614 Buxtehude
Tel. 04161/5 11 60
www.keimling.de
E-mail: naturkost@keimling.de

Keimlinge, Sprossen, Samen:
Eschenfelder GmbH
Turnstr. 30 (Fabrik am Kreuzfelsen)
76846 Hauenstein
Tel. 06392/71 19
www.eschenfelder.de
E-Mail: service@eschenfelder.de

Bötz Gemüsebau
Loher Hauptstr. 99
90427 Nürnberg
Tel. 0911/34 53 91
www.boetz-kresse.de
E-Mail: info@boetz.kresse.de

Kräutersalz:
Gewürzmühle Brecht GmbH
Ottostr. 1
76334 Eggenstein-Leopoldshafen
Tel.: 0721/97 82 70
www.gewuerzmuehle-brecht.de
E-Mail: info@gewuerzmuehle-brecht.de

Mineralwasser:
Lauretana Wasser
www. Lauretana.de

Naturkost, basische Fertigprodukte:
Rapunzel Naturkost AG
Rapunzelstraße 1 (für Navigation: Haldergasse 9)
87764 Legau
Tel.: 08330/52 90
www.rapunzel.de
E-Mail: info@rapunzel.de

Homöopathika:
Deutsche Homöopathie-Union,
Ottostr. 24
76227 Karlsruhe
Tel. 0721/40 93 01
www.dhu.de
E-Mail: info@dhu.de

Tees:
Lebensbaum Ulrich Walter GmbH
Dr.-Jürgen-Ulderup-Str. 12
49356 Diepholz
Tel. 05441/98 56-100
www.lebensbaum.de
E-Mail: info@lebensbaum.de

REZEPTNACHWEIS

Matteo's Zitronenmelisse-Eistee: von meinem sehr engagierten Sohn Matteo.

Karottensuppe mit frischen Pfifferlingen, Zucchinipuffer mit Steinpilzragout, Gefüllte Paprika »Försterin Art«: Diese Rezepte entstammen der Kreativität meiner Schwester Claudia Schäfer.

Alle übrigen Rezepte: Sabine Wacker.

Anregungen und Verbesserungsvorschläge bitte an:
Sabine Wacker und
Dr. med. Andreas Wacker
Rheingoldplatz 3
68199 Mannheim

BILDNACHWEIS

aid-Saisonkalender »Obst und Gemüse« auf S. 86–88 mit freundlicher Genehmigung des aid infodienst Verbraucherschutz, Ernährung, Landwirtschaft e.V., Heilsbachstraße 16, 53123 Bonn
Sie können den Saisonkalender auch als Poster unter der Bestellnummer 3488 auf www.aid-medienshop.de bestellen.

Creative Collection: 116 · Getty Images: 43 (Photodisc), 50 (Stockbyte), 6, 114, 128 (Photoalto) · Goodshoot: 6, 7, 40, 101 · Dagmar Locher: 111 · Chris Meier: 7, 134 · MEV: 52 · PhotoDisc: 7, 10, 21, 123, 222 · Pixland: 47 · Norbert Reismann: 119 · Südwest Verlag, München: 6, 31, 139, 203 (Plewinski); 19, 34, 131, 147 (Sperl); 57 (Berthold); 61 (Kargl); 75 (Holz); 81, 229 (Arras); 85 (Olonetzky) 92 (Forster&Martin); 98 (Heuer); 104 (Tunger); 118, 235 (Vey); 126 (Felbert&Eickenberg); 141, 238 (Schönenburg); 182 (Newedel); 192 (Hermann); 179, 195 (Südwest Archiv); 231 (Hoffmann)

Illustrationen: Sabine Seifert

REZEPTÜBERSICHT

REGISTER

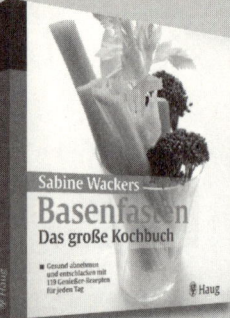
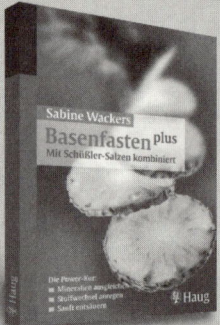
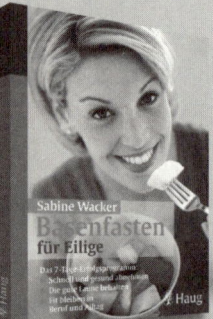
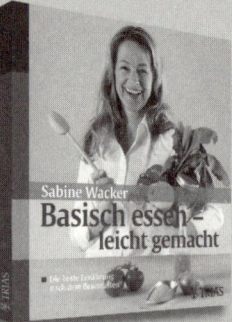
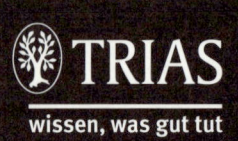